Nathalie Faye

Imagerie des péricytes et conséquences sur l'angiogenèse tumorale

Nathalie Faye

Imagerie des péricytes et conséquences sur l'angiogenèse tumorale

Un modèle tumoral de thérapie cellulaire

Presses Académiques Francophones

Impressum / Mentions légales

Bibliografische Information der Deutschen Nationalbibliothek: Die Deutsche Nationalbibliothek verzeichnet diese Publikation in der Deutschen Nationalbibliografie; detaillierte bibliografische Daten sind im Internet über http://dnb.d-nb.de abrufbar.

Alle in diesem Buch genannten Marken und Produktnamen unterliegen warenzeichen-, marken- oder patentrechtlichem Schutz bzw. sind Warenzeichen oder eingetragene Warenzeichen der jeweiligen Inhaber. Die Wiedergabe von Marken, Produktnamen, Gebrauchsnamen, Handelsnamen, Warenbezeichnungen u.s.w. in diesem Werk berechtigt auch ohne besondere Kennzeichnung nicht zu der Annahme, dass solche Namen im Sinne der Warenzeichen- und Markenschutzgesetzgebung als frei zu betrachten wären und daher von jedermann benutzt werden dürften.

Information bibliographique publiée par la Deutsche Nationalbibliothek: La Deutsche Nationalbibliothek inscrit cette publication à la Deutsche Nationalbibliografie; des données bibliographiques détaillées sont disponibles sur internet à l'adresse http://dnb.d-nb.de.

Toutes marques et noms de produits mentionnés dans ce livre demeurent sous la protection des marques, des marques déposées et des brevets, et sont des marques ou des marques déposées de leurs détenteurs respectifs. L'utilisation des marques, noms de produits, noms communs, noms commerciaux, descriptions de produits, etc, même sans qu'ils soient mentionnés de façon particulière dans ce livre ne signifie en aucune façon que ces noms peuvent être utilisés sans restriction à l'égard de la législation pour la protection des marques et des marques déposées et pourraient donc être utilisés par quiconque.

Coverbild / Photo de couverture: www.ingimage.com

Verlag / Editeur:
Presses Académiques Francophones
ist ein Imprint der / est une marque déposée de
OmniScriptum GmbH & Co. KG
Heinrich-Böcking-Str. 6-8, 66121 Saarbrücken, Deutschland / Allemagne
Email: info@presses-academiques.com

Herstellung: siehe letzte Seite /
Impression: voir la dernière page
ISBN: 978-3-8416-2168-9

Copyright / Droit d'auteur © 2014 OmniScriptum GmbH & Co. KG
Alle Rechte vorbehalten. / Tous droits réservés. Saarbrücken 2014

TABLE DES MATIERES

I. Introduction _____ *5*

II. L'angiogenèse _____ *11*

   A. Angiogenèse physiologique _____ 11

   B. Angiogenèse tumorale _____ 12

   C. Cellules murales _____ 14

   D. Méthodes d'imagerie de l'angiogenèse _____ 17
      1. Imagerie morphologique _____ 18
         a) Microscopie _____ 18
         b) Imagerie non invasive haute résolution _____ 19
      2. Imagerie dynamique de la microcirculation _____ 20
         a) Microscopie _____ 20
         b) Imagerie non invasive _____ 20
      3. Imagerie de perfusion en séquence de diffusion (IVIM) _ 22
      4. Imagerie de l'hypoxie _____ 22
         a) IRM par effet BOLD _____ 22
         b) TEP _____ 23

III. Méthodologie du travail _____ *24*

IV. Imagerie optique _____ *28*

   A. Principes de l'imagerie optique _____ 28
      1. Imagerie de fluorescence _____ 28
      2. Imagerie par absorption _____ 28
      3. Bioluminescence _____ 29
      4. Appareil de vidéomicroscopie de fluorescence _____ 29

   B. Développement instrumental méthodologique en vidéomicroscopie ___ 31
      1. Etude de la microcirculation _____ 31
         a) Matériel et méthode _____ 32
         b) Analyse des données _____ 33
         c) Résultats _____ 34
      2. Modèle de trouble de la perméabilité capillaire : Choc anaphylactique _ 35
         a) Matériel et méthode _____ 36
         b) Analyse des données _____ 38
         c) Résultats _____ 38

V. Thérapie cellulaire tumorale par cellules murales _____ *40*

   A. Schéma de l'étude _____ 40

   B. Modèle animal _____ 41
      1. Cellules tumorales _____ 41
      2. Cellules murales (CM) _____ 42

C. Protocoles d'imagerie _____ 43
    1. IRM _____ 43
    2. Vidéomicroscopie de fluorescence _____ 45

VI. Croissance tumorale _____ 47
A. Mesure de la taille tumorale « clinique » _____ 47
    1. Matériel et méthode _____ 47
    2. Résultats _____ 47

B. Mesure de la taille tumorale en IRM _____ 49
    1. Matériel et méthode _____ 49
    2. Résultats _____ 49

VII. Imagerie cellulaire _____ 51
A. Imagerie cellulaire en IRM _____ 51
    1. Agent de contraste _____ 51
    2. Quantification du marquage cellulaire _____ 52
    3. Marquage cellulaire _____ 54
    4. Tests de viabilité _____ 54
    5. Analyse des données _____ 54
    6. Résultats _____ 54

B. Imagerie cellulaire en vidéomicroscopie de fluorescence _____ 55
    1. Agent de contraste _____ 55
    2. Marquage cellulaire _____ 55
    3. Analyse des données _____ 56
    4. Résultats _____ 56

C. Histologie _____ 56
    1. Préparation _____ 57
        a) Marquage anti lamin A/C _____ 57
        b) Marquage Perls _____ 57
    2. Analyse des données _____ 57
    3. Résultats _____ 58

VIII. Imagerie structurale des vaisseaux _____ 60
A. Densité microvasculaire en histologie _____ 60
    1. Préparation _____ 60
    2. Analyse des données _____ 60
    3. Résultats _____ 61

B. Densité microvasculaire par IRM _____ 61
    1. Matériel et méthode _____ 62
    2. Analyse des données _____ 62
    3. Résultats _____ 63

C. Densité microvasculaire par vidéomicroscopie de fluorescence _____ 63
    1. Matériel et méthode _____ 63

2. Analyse des données	63
3. Résultats	64

IX. Imagerie fonctionnelle de l'angiogenèse — 66

A. IRM par effet BOLD — 66
   1. Matériel et méthode — 67
   2. Analyse des données — 68
   3. Résultats — 72

B. IRM de diffusion — 76
   1. Matériel et méthode — 77
   2. Analyse des données — 77
   3. Résultats — 81

C. Imagerie fonctionnelle en vidéomicroscopie de fluorescence — 83
   1. Matériel et méthode — 83
   2. Analyse des données — 83
   3. Résultats — 84

X. Discussion des Résultats — 87

A. Effet de la thérapie cellulaire sur la croissance tumorale — 89
B. Effet de la thérapie cellulaire sur la quantité de vaisseaux — 89
C. Effet de la thérapie cellulaire sur l'oxygénation tumorale — 91
D. Effet de la thérapie cellulaire sur la cellularité et la perfusion tumorale — 93
E. Effets de la thérapie cellulaire à l'échelle microscopique — 94

XI. Limites — 97
XII. Mise en perspective — 99
XIII. Conclusion — 101
XIV. Bibliographie — 102

I. Introduction

L'angiogenèse est un processus central impliqué dans de nombreuses pathologies, en particulier le développement tumoral [1]. Elle correspond à la formation de nouveaux vaisseaux destinés à répondre aux besoins métaboliques de la tumeur et à permettre sa croissance. Le processus de l'angiogenèse tumorale débute avec le « switch angiogénique » observé à partir d'une certaine taille (2-3 mm) et durant laquelle la tumeur va mettre en route les voies de signalisation afin de susciter le développement de ces néovaisseaux. Ainsi, l'apparition de nouveaux vaisseaux permettant d'assurer les besoins accrus de la tumeur est une condition indispensable pour sa croissance et sa dissémination.

La microcirculation est en effet essentielle dans les tumeurs. Elle est impliquée dans le maintien de l'homéostasie et du métabolisme tissulaires [2] en permettant l'apport des éléments nécessaires (oxygène, substrats énergétiques, cellules, hormones, facteurs du système immunitaire) et l'élimination des déchets métaboliques (CO_2). Elle comprend les artérioles, les capillaires et les veinules, les capillaires constituant le principal site d'échanges. Ils sont divisés en 3 types [3] : continu, fenêtré et discontinu. Les capillaires tumoraux sont discontinus et caractérisés par des paramètres microcirculatoires différents notamment une perméabilité capillaire augmentée. Pouvoir quantifier ces paramètres « fonctionnels » constitue donc un enjeu en pratique clinique.

L'étude de l'angiogenèse a connu un essor considérable ces dernières années ; d'une part à but cognitif pour comprendre le processus d'angiogenèse tumorale, et d'autre part à but thérapeutique avec l'apparition de nouveaux traitements anti-angiogéniques [4] qui ont révolutionné la prise en charge de certains cancers en détruisant les vaisseaux plutôt que les cellules tumorales elles-mêmes. L'imagerie a un rôle central pour ces deux objectifs car elle permet l'étude longitudinale *in vivo* et en temps réel des vaisseaux, en particulier pour l'angiogenèse tumorale. Elle a ainsi permis de montrer que l'apparition de l'angiogenèse tumorale était un phénomène précoce dans la tumorigenèse [5] et que la microcirculation tumorale était différente de celle des tissus normaux. Elle a permis le suivi des nouveaux traitements anti-angiogéniques ciblés apparus récemment qui entraînent peu de régression significative du volume tumoral et qui sont donc mal évalués par les critères morphologiques classiques basés sur la taille [6] [7] [8].

De nouvelles techniques d'imagerie fonctionnelle et moléculaire ont donc été développées pour étudier la physiopathologie de l'angiogenèse comme l'imagerie dynamique de la microcirculation (scanner et IRM : Imagerie par Résonance Magnétique) qui est basée sur la cinétique de la concentration en agent de contraste dans le tissu étudié au cours du temps. L'imagerie dynamique permet de mesurer des paramètres reflétant la microcirculation comme la perfusion (quantité de sang arrivant au tissu par unité de volume) et la perméabilité capillaire (passage à travers la barrière capillaire dans l'interstitium) sans visualiser directement les microvaisseaux. Pour étudier ces deux phénomènes la résolution temporelle (au moins de l'ordre de la seconde pour la composante perfusion) et la durée d'acquisition (sur au moins 10 minutes pour la composante perméabilité) doivent être adaptées. Les paramètres mesurés varient en fonction du type de capillaire et du poids moléculaire de l'agent de contraste injecté. La relation entre l'intensité de signal et la concentration doit être connue pour pouvoir calculer les paramètres de la microcirculation. L'imagerie dynamique avec injection peut être appliquée en vidéomicroscopie et en IRM. Les résolutions spatiale (micron versus mm) et temporelle (milliseconde versus seconde) sont supérieures en vidéomicroscopie par rapport à l'IRM.

Une autre technique d'imagerie permettant de quantifier la microcirculation, mais aussi la structure tissulaire tumorale est l'IRM de diffusion. L'imagerie de diffusion évalue les mouvements des molécules d'eau après application de gradients de diffusion qui varient en fonction de la composition et de l'organisation tissulaires. Moins les molécules d'eau sont mobiles et plus l'intensité de signal sur la séquence de diffusion est élevée. Cette technique détecte à la fois les molécules d'eau mobiles dans les vaisseaux (reflétant la microcirculation donc la perfusion) et les molécules d'eau mobiles dans le milieu intra- et extra-cellulaires (reflétant la cellularité tumorale et le compartiment interstitiel donc la diffusion restreinte). En pratique clinique on définit de manière simplifiée l'ADC (Apparent Coefficient Diffusion) qui est calculé grâce à l'utilisation de 2 valeurs de gradient de diffusion b (b=0 et une autre valeur de b par exemple b=1000) selon la formule $S_b = S_0 \cdot e^{(-b\,ADC)}$ et qui reflète un mélange de perfusion et de diffusion.

Cependant il est possible avec une analyse du signal plus complexe selon le principe IVIM (Intra Voxel Incoherent Motion) décrit par le Bihan [9] de séparer les composantes de perfusion et de diffusion. La limite de cette technique est la durée d'acquisition qui augmente avec le nombre de b et le choix des valeurs de b pour lesquelles il n'y a pas de consensus. L'utilisation de gradients de diffusion élevés est aussi limitée par la diminution du rapport signal sur bruit.

L'imagerie type BOLD (Blood Oxygen Level Dependent), quant à elle, utilise la déoxyhémoglobine (Hb) paramagnétique comme agent de contraste endogène. Sur les séquences écho de gradient sensibles aux effets de susceptibilité magnétique, la déoxyHb entraîne des perturbations locales du champ magnétique et donc une chute de l'intensité de signal (IS). Cette diminution d'IS est proportionnelle à la quantité de déoxyHb. Ainsi plus un tissu contient de déoxyHb plus l'IS est faible. Les variations de quantité de déoxyHb peuvent être étudiées après l'application de challenges (inhalation d'oxygène ou de carbogène) et ainsi tester la capacité des vaisseaux à répondre à un stress physiologique. Cependant cette technique reflète l'oxygénation tissulaire de manière indirecte car elle ne dépend pas que de la saturation en oxygène de l'hémoglobine (SaO_2) mais aussi du volume sanguin et de la perfusion.

Ainsi, ces différentes techniques permettent d'avoir une vision d'ensemble des tumeurs, en prenant en compte leurs cellularité et vascularisation (IRM de diffusion, imagerie dynamique), et les conséquences métaboliques de la microcirculation telles que l'hypoxie (IRM par effet BOLD). L'imagerie permet donc d'étudier les anomalies fonctionnelles des néovaisseaux tumoraux, et de suivre l'effet de divers traitements sur la microcirculation tumorale.

Une des pistes thérapeutiques possibles pour les traitements anti-cancéreux est la thérapie cellulaire. En effet, parmi les causes impliquées dans les anomalies de structure et de fonction des vaisseaux tumoraux, on retrouve des défauts de migration et d'incorporation des cellules murales [10]. Les cellules murales sont des cellules musculaires lisses contractiles situées dans la paroi vasculaire. Pendant longtemps, l'existence et le rôle des cellules murales ont été négligés mais depuis quelques années elles sont à nouveau un sujet d'intérêt de la recherche sur l'angiogenèse. Les cellules murales interviennent dans la maturation, la stabilisation et la normalisation des néovaisseaux en interagissant avec les cellules endothéliales. Leur défaillance dans les vaisseaux tumoraux contribue à entretenir la prolifération vasculaire anormale par défaut de stabilisation, et l'augmentation de la perméabilité capillaire. Elles pourraient donc constituer une cible dans une stratégie de **thérapie cellulaire** qui consisterait à injecter des cellules murales dans les tumeurs afin d'en inhiber l'angiogenèse. Cette technique de thérapie cellulaire n'en est pour l'instant qu'au stade de « preuve de concept ». Ainsi, l'imagerie pourrait jouer un rôle afin de visualiser et suivre le devenir des cellules injectées dans l'organisme pour s'assurer de leur présence effective dans le tissu cible. L'**imagerie cellulaire** permettrait de répondre à cet objectif en marquant des cellules vivantes avec un agent de contraste afin de pouvoir les visualiser (« tracking ») et étudier leur devenir (« homing ») *in vivo* en imagerie. L'imagerie cellulaire peut correspondre à deux techniques : l'imagerie de cellules marquées préalablement in vitro puis injectées in vivo, ou l'injection d'un agent de contraste capté par des cellules endogènes cibles qui seront ensuite visualisées [11].

Ainsi, dans le cadre d'une stratégie de thérapie cellulaire anti-tumorale par cellules murales, l'imagerie cellulaire pourrait permettre de suivre le devenir des cellules injectées, et l'imagerie fonctionnelle les conséquences sur la microcirculation que ce traitement entraînerait. La démonstration de la faisabilité de ces techniques d'imagerie et leur capacité à détecter un effet thérapeutique des cellules murales ont constitué les objectifs de ma thèse. Ces travaux ont nécessité la mise en oeuvre de techniques d'imagerie morphologique et fonctionnelle à la fois à l'échelle microscopique (vidéomicroscopie de fluorescence) et macroscopique (IRM) (tableau 1). Les séquences BOLD et diffusion en IRM avaient pour objectif de quantifier des paramètres respectivement d'hypoxie et maturation vasculaire, et de cellularité et vascularité. La vidéomicroscopie de fluorescence, une technique d'imagerie optique encore au stade expérimental, nous a permis de quantifier la vascularité tumorale et la fonctionnalité capillaire.

Ainsi ce travail sera organisé de la façon suivante :

- Dans un premier temps nous présenterons la méthodologie de la thèse avec le choix du modèle tumoral et des méthodes d'imagerie utilisées.
- Ensuite nous présenterons des travaux préalables de mise au point et de validation de la technique de vidéomicroscopie de fluorescence.
- Enfin nous détaillerons les résultats expérimentaux obtenus dans notre modèle tumoral qui s'articuleront autour de plusieurs axes :

- L'**Imagerie morphologique** pour mesurer la croissance tumorale (en IRM et au pied à coulisse) et la quantité de vaisseaux (densité microvasculaire) en IRM, en vidéomicroscopie et en histologie.
- L'**Imagerie cellulaire** pour visualiser la présence des cellules murales marquées en IRM, en vidéomicroscopie et en histologie.
- L'**Imagerie fonctionnelle** pour mesurer des paramètres d'hypoxie (BOLD en IRM), de cellularité (diffusion en IRM), de « perfusion » (diffusion en IRM et vidéomicroscopie) et de perméabilité capillaire (vidéomicroscopie).

TECHNIQUES IMAGERIE	OUTILS	OBJECTIFS
IRM	**Imagerie Cellulaire**	Visualisation des cellules
	Imagerie morphologique Séquence morphologique T2 Séquence pondérée T2*	Taille tumorale Densité microvasculaire
	Imagerie fonctionnelle Séquence diffusion	Cellularité Vascularité
	Séquence BOLD	Hypoxie Maturation vasculaire
VIDÉOMICROSCOPIE	**Imagerie Cellulaire**	Visualisation des cellules
	Imagerie morphologique	Densité microvasculaire
	Imagerie fonctionnelle	Hémodynamique microcirculatoire Perméabilité capillaire

Tableau 1 : Techniques d'imagerie du travail de thèse

Ce tableau résume les techniques d'imagerie utilisées dans le cadre du travail de thèse et les caractéristiques tumorales évaluées.

II. L'angiogenèse

A. Angiogenèse physiologique

La vasculogenèse se déroule pendant le développement embryonnaire et correspond à la formation de vaisseaux à partir de cellules précurseurs (hémangioblastes, angioblastes).

L'angiogenèse physiologique se déroule surtout pendant le développement embryonnaire mais persiste chez l'adulte notamment durant le cycle ovarien ou lors du processus de cicatrisation [12]. Elle correspond à la formation de néovaisseaux à partir de vaisseaux pré-existants. Des cellules endothéliales quiescentes sont ainsi activées par des facteurs de croissance pour se diviser et former des structures tubulées. Des cellules périvasculaires (cellules murales) sont ensuite recrutées et forment une nouvelle lame basale autour des cellules endothéliales. Le recrutement et la différenciation des cellules murales sont sous la dépendance de signaux activateurs produits par les cellules endothéliales elles-mêmes [13, 14].

Lors de l'angiogenèse physiologique, le processus est étroitement coordonné et régulé. L'association des cellules murales (CM) aux cellules endothéliales (CE) joue un rôle stabilisateur et marque la fin de la dépendance des CE vis-à-vis des facteurs de croissance. Par contre si les CM sont absentes, les tubes vasculaires naissants formés par les CE sont instables et régressent ou restent sous la dépendance des facteurs de croissance comme le VEGF (Vascular Growth Factor). Le VEGF [15] est un des facteurs pro-angiogéniques le plus étudié dans la littérature. Le mode de régulation de son expression dépend notamment de l'oxygénation des tissus. Dès que le tissu se trouve en condition d'hypoxie, comme c'est le cas dans les tumeurs malignes [16], l'expression de VEGF est augmentée. Le VEGF va stimuler la survie et la croissance des CE pour reconstituer un réseau vasculaire. Il est retrouvé à des taux élevés dans les tissus à fort « turnover » comme les tissus fœtaux, le placenta, le corps jaune et la plupart des tumeurs. Sa production est aussi favorisée par un pH bas, condition souvent associée à l'hypoxie dans les tumeurs malignes.

Par contre en présence de CM, les tubes vasculaires formés par les CE sont stabilisés ce qui entraîne la reprise de la circulation sanguine (vaisseau circulant donc fonctionnel), la disparition de l'hypoxie et la diminution du VEGF. Ainsi, l'incorporation de cellules murales dans les parois des vaisseaux pourrait constituer un signal d'arrêt de la prolifération vasculaire. Associées aux facteurs pro- et anti-angiogéniques, elles jouent donc un rôle essentiel dans la régulation des différents mécanismes tels que la perméabilité capillaire, la prolifération, la migration des CE et la stabilité de la matrice extracellulaire.

B. Angiogenèse tumorale

Contrairement à ce que nous venons de décrire dans l'angiogenèse physiologique, ce processus présente un défaut de régulation dans les tumeurs malignes.

A partir d'une certaine taille (2-3 mm), la tumeur suscite la mise en place de nouveaux vaisseaux pour alimenter sa croissance et assurer sa survie: cette étape fondamentale correspond au « switch angiogénique » décrit par Folkman [17] [18]. L'angiogenèse tumorale est aussi impliquée dans le processus de métastase des tumeurs malignes [19].

Ces néovaisseaux tumoraux se forment à partir de vaisseaux pré-existants de l'hôte ou grâce au recrutement de cellules endothéliales circulantes issues de la moelle osseuse [20]. Les CE activées migrent vers les stimuli angiogéniques émis par les cellules tumorales, se multiplient et forment une colonne de migration.

Mais par opposition au processus physiologique, l'angiogenèse tumorale est anarchique et les vaisseaux des tumeurs malignes sont caractérisés par plusieurs types d'anomalies [21] [22] :

- des anomalies morphologiques (tortueux, irréguliers) ;
- des anomalies de perfusion (défaut de fonctionnalité : vaisseaux non ou peu circulants, perte du mécanisme de régulation artériolaire du débit capillaire vasoconstriction et vasodilatation) ;
- des anomalies de perméabilité (larges fenestrations, couverture faible par les CM, parois constituées de CE et de cellules tumorales).

Le défaut de couverture par les CM explique que le réseau vasculaire tumoral formé reste dans un état primitif instable maintenu sous l'influence des facteurs de croissance comme le VEGF. Le VEGF est retrouvé en quantité importante au sein de la tumeur car il est sécrété par les cellules tumorales elles mêmes et sa production est entretenue par l'acidose et l'hypoxie. Ces vaisseaux immatures peuvent donc se maintenir grâce aux facteurs de croissance même en l'absence de CM. Inversement, l'adjonction de cellules murales à la tumeur pourrait théoriquement permettre de stopper la prolifération des néovaisseaux. C'est ainsi que ces cellules sont devenues une cible thérapeutique potentielle anti-tumorale.

C. Cellules murales

Les cellules murales ont été décrites pour la 1ère fois en 1873 par Eberth et Rouget [23] [24]. Selon le type de vaisseau, elles sont appelées cellules musculaires lisses vasculaires ou péricytes [25]. Les cellules musculaires lisses vasculaires sont présentes dans les gros vaisseaux (artères, veines) où elles forment plusieurs couches concentriques autour des CE. Les péricytes sont présents dans les artérioles, les veinules et les capillaires où ils forment une couche unique discontinue autour des CE.

Les CM ont une forme stellaire avec de longs prolongements cytoplasmiques qui interagissent avec plusieurs CE et peuvent s'étendre à plusieurs capillaires (figure 1).

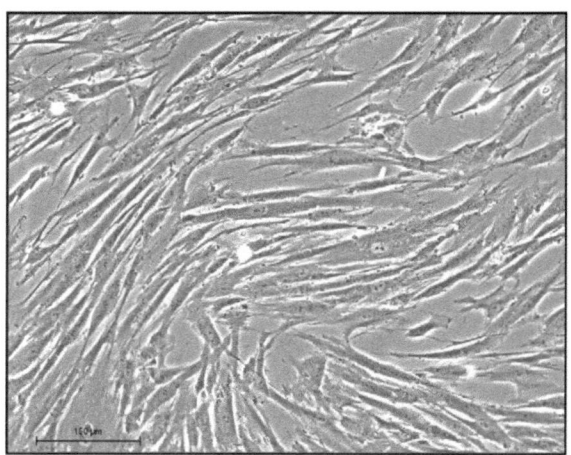

Figure 1 : Culture de cellules murales en microscopie optique

La cellule murale possède de longs prolongements cytoplasmiques bien visibles au microscope optique (grossissement x 20). Ces prolongements entourent le capillaire et entrent en contact avec plusieurs cellules endothéliales.

Cependant, les CM restent encore mal connues avec des dénominations et des caractéristiques diverses en fonction des organes. Un marqueur universel de l'ensemble des CM n'a pas encore été découvert [26]. Plusieurs marqueurs immuno-histochimiques peuvent donc être utilisés pour identifier les CM comme l'alpha SMA (Smooth Muscle Actin), la desmine, le protéoglycane NG-2 (Neuron Glial 2) mais aucun d'entre eux n'est spécifique des CM ou ne reconnaît tous les types de CM [27]. L'expression de ces marqueurs a aussi un caractère dynamique et varie en fonction des organes et du stade de développement vasculaire. Par exemple RGS-5 (Regulator of G protein Signaling 5) [28] est surexprimé par les cellules murales dans les phases à fort potentiel angiogénique (angiogénèse tumorale, angiogénèse ovarienne) et diminue sous traitement efficace (thérapie anti-tumorale) [29].

Comme indiqué précédemment, les CM interagissent étroitement avec les CE et sont impliquées dans la régulation et la stabilisation des tubes endothéliaux en formation [30], [31] lors de l'angiogenèse (figure 2). Durant ce processus, l'association des cellules murales aux CE marque la fin de la dépendance des CE vis-à-vis des facteurs de croissance et la stabilité de la structure vasculaire. Par contre, si les cellules périvasculaires sont absentes, les tubes vasculaires naissants formés par les CE sont instables et vont régresser si le VEGF, en tant que facteur de survie, n'est pas présent. Les cellules murales ont un rôle complexe dans la structure et la fonction des microvaisseaux et interviennent à plusieurs niveaux.

- Les CM sécrètent des facteurs pro-angiogéniques avec un effet paracrine. Par exemple la sécrétion d'Angiopoïétine 1 par les CM régule la survie et le remodelage vasculaire des CE [32].
- Les cellules murales ont aussi des propriétés contractiles car elles expriment notamment l'alpha SMA qui est une protéine commune avec les cellules musculaires lisses. Elles vont donc **réguler le diamètre et le flux sanguin** des capillaires [33]. Ce concept de régulation de la **fonctionnalité capillaire** était déjà décrit par Ni en 1922 [34].

- Le degré de recouvrement de l'endothélium par les CM confère au microvaisseau formé des propriétés structurales et fonctionnelles particulières. Ainsi, un **faible recouvrement périvasculaire** (ex : tumeur maligne) est associé à une **forte perméabilité** alors qu'un fort recouvrement périvasculaire (ex :système nerveux central) [35] [36] [37] est associé à une perméabilité faible.

L'effet thérapeutique des CM a déjà été exploré dans des modèles animaux. Dans un modèle de neuroblastome chez la souris, le traitement par interféron ß permettait d'augmenter le nombre de cellules périvasculaires, de stabiliser les vaisseaux tumoraux et donc de participer à la diminution de la taille tumorale [38]. Dans un modèle de carcinome prostatique (PC3) chez la souris, les tumeurs transfectées avec une protéine qui favorise l'attraction des cellules murales (nétrine 4) avaient une croissance ralentie par rapport aux tumeurs sans nétrine 4 [39].

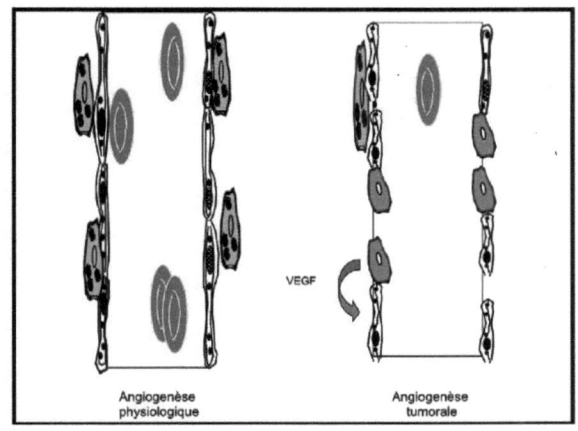

Figure 2 : Rôle des cellules murales dans l'angiogenèse

Schéma d'illustration de l'angiogenèse physiologique et tumorale.
Durant l'angiogenèse physiologique, les cellules endothéliales (en blanc) forment des tubes vasculaires. L'association des cellules murales (en vert) permet la stabilisation de ces structures vasculaires qui deviennent circulantes (nombreux globules rouges).
Durant l'angiogenèse tumorale, les cellules endothéliales forment des tubes vasculaires mais la couverture par les cellules murales est faible et ces structures restent sous la dépendance de facteurs angiogéniques comme le VEGF. Les vaisseaux tumoraux sont anormaux avec des cellules tumorales (en gris) associées aux cellules endothéliales et des pores entre les cellules endothéliales (capillaires discontinus). Ils sont peu fonctionnels avec une circulation faible ou absente (peu de globules rouges).

D. Méthodes d'imagerie de l'angiogenèse

De nombreuses méthodes d'imagerie s'offrent à nous pour l'étude non invasive *in vivo* de l'angiogenèse, fournissant des informations à la fois sur la structure (**imagerie morphologique**) et sur la fonction (**imagerie fonctionnelle**) de la microcirculation.

Les techniques disponibles se différencient par leur résolution spatiale, résolution temporelle, résolution en contraste, leur caractère ionisant, leur caractère invasif et leur coût.

1. Imagerie morphologique

a) Microscopie

La microscopie est considérée comme la méthode de référence d'étude de la microcirculation. Elle présente la limite de n'être réalisable que sur un échantillon de petite taille, offrant une étude de haute résolution spatiale, mais n'explorant qu'une petite partie de la structure.

Trois techniques seront décrites ci-dessous, le moulage vasculaire, la microscopie intravitale et les coupes histologiques.

Les techniques de «moulage vasculaire» permettent d'étudier l'architecture vasculaire en trois dimensions. Ils sont obtenus en injectant des matériaux tels du plastique, du gel ou du latex par cathétérisme de l'artère afférente d'un organe immédiatement avant de sacrifier l'animal ou sur des organes prélevés qui seront ensuite observés en microscopie optique ou électronique [40]. Cette approche met en évidence les anomalies morphologiques des vaisseaux tumoraux mais l'observation ne peut pas être répétée. Il est possible de mesurer la taille des vaisseaux, la densité vasculaire, la distance inter-vaisseaux et l'ordre de division des embranchements.

Contrairement au moulage vasculaire, la microscopie intravitale visualise les vaisseaux tumoraux *in vivo* [41] [42]. Cette technique a constitué une avancée méthodologique considérable par rapport aux techniques microscopiques « statiques » puisqu'elle permet une étude dynamique de la microcirculation [43]. Ces études *in vivo* développées chez l'animal ont permis de distinguer : la densité capillaire anatomique reflétant la structure morphologique de la microcirculation et la densité capillaire fonctionnelle reflétant le nombre de capillaires perfusés.

Plusieurs types de préparations tissulaires peuvent être réalisés :

- modèle de « préparation tissulaire extériorisée » avec exposition chirurgicale de l'organe d'intérêt qui permet d'étudier des tumeurs orthotopiques mais la durée et la fréquence d'observation sont limitées ;

- modèle de « chambre cutanée » qui nécessite une implantation chirurgicale (par exemple au niveau de la peau dorsale de l'animal) mais permet des observations prolongées et répétées.

Il est possible de visualiser les anomalies morphologiques, de mesurer la taille des vaisseaux, la distance inter-vaisseaux, et la densité vasculaire.

Enfin, l'angiogenèse peut également être quantifiée sur coupe histologique par marquage immuno-histochimique des cellules endothéliales (CD 31, CD 34). Les coupes histologiques marquées sont observées au microscope pour identifier les zones de haute densité vasculaire (« hot spots »). Le nombre de vaisseaux par champ d'exploration est comptabilisé pour obtenir la densité microvasculaire (Microvascular Density ou MVD) qui constitue un paramètre pronostique clinique en pathologie tumorale.

Ces trois techniques microscopiques précédemment décrites sont invasives car elles nécessitent le prélèvement d'un échantillon, de l'organe ou son extériorisation.

Dans notre étude, nous avons utilisé une technique microscopique différente de celles citées ci-dessus : la **Vidéomicroscopie de fluorescence**.

Le Cell vizio ™ (Maunakea Technologies, Paris, France) est un système novateur de vidéomicroscopie de fluorescence fibrée développé par une « start-up » française créée en 2000. Il permet de visualiser *in vivo* la microcirculation de manière peu invasive en posant la sonde laser souple au contact de l'organe d'intérêt. Il permet d'observer les différences morphologiques des vaisseaux, de mesurer leur diamètre et de différencier les vaisseaux circulants ou non en injectant un agent de contraste fluorescent. Il est actuellement en évaluation clinique en endoscopie digestive ou urinaire pour caractériser les lésions épithéliales par « biopsie optique » corrélée au résultat histologique.

b) Imagerie non invasive haute résolution

Les techniques d'imagerie utilisées en pratique clinique comme l'échographie, le scanner et l'IRM ont une résolution spatiale insuffisante pour visualiser directement les microvaisseaux, mais des appareils dédiés petit animal sont disponibles avec des résolutions pouvant atteindre l'ordre du micron (micro CT). En IRM des antennes haute résolution (type cryosonde) qui augmentent la résolution spatiale et/ou le rapport signal sur bruit sont développées. En échographie, l'examen doppler couleur sensibilisé par l'injection d'un agent de contraste type microbulles peut mettre en évidence les microvaisseaux [44].

2. Imagerie dynamique de la microcirculation

Ces techniques s'intéressent à la modification de la quantité d'agent de contraste dans un tissu en fonction du temps [45]. Le tissu est constitué de trois compartiments : compartiment vasculaire, interstitiel et cellulaire. Les agents de contraste utilisés en pratique ne se distribuent pas dans les cellules. Après injection intra veineuse, ils sont transportés dans les tissus par la circulation et en fonction de leur taille passent ou non à travers la barrière endothéliale dans l'interstitium.

a) Microscopie

La microscopie intravitale permet d'étudier l'hémodynamique de la microcirculation de manière invasive. Grâce à l'injection de traceurs fluorescents par voie intra veineuse, la perméabilité capillaire est mesurée en analysant les modifications d'intensité de signal au cours du temps dans le tissu. Il faut tout de même être prudent dans l'interprétation des données car cette technique ne permet d'étudier qu'une partie de l'organe d'intérêt et son caractère invasif peut modifier les paramètres microcirculatoires [43].

b) Imagerie non invasive

L'imagerie dynamique permet la quantification de grandeurs physiologiques caractérisant la microcirculation, sans visualiser directement les microvaisseaux. La technique d'imagerie dynamique peut être utilisée en échographie, en scanner ou en IRM, chaque technique ayant des avantages et des inconvénients.

L'étude de la perfusion nécessite une injection rapide en bolus par voie intra veineuse avec des acquisitions temporelles élevées, de l'ordre de la seconde au moins la première minute ; alors que l'étude de la perméabilité capillaire requiert des résolutions temporelles moins élevées mais plus prolongées (la durée dépend de la taille de l'agent de contraste injecté et du type de vaisseaux étudié).

Pour l'analyse des données, une ROI (Region Of Interest ou Région d'intérêt) est tracée dans une artère afférente et dans le tissu cible et un logiciel d'analyse mathématique permet d'extraire plusieurs paramètres :

- flux (ml/min/100 ml tissu) et volume (% ou ml/ml de tissu) sanguins tissulaires ;
- temps de transit moyen (s) ;
- perméabilité capillaire (ml/min/100 ml tissu).

La relation entre l'IS (Intensité de Signal) et la quantité d'agent de contraste est linéaire en TDM ce qui simplifie la quantification. Cependant, son caractère ionisant limite son utilisation de manière répétée et la durée totale de l'acquisition.

En IRM, il est nécessaire d'établir un compromis entre les résolutions temporelle et spatiale. La relation entre l'IS et la concentration n'est pas linéaire ce qui rend la quantification complexe; par contre, son caractère non ionisant et la possibilité de combiner l'acquisition de perfusion à d'autres données fonctionnelles au cours d'un même examen (diffusion, spectroscopie, BOLD…) font de l'IRM une technique de choix en imagerie dynamique.

En échographie, l'agent de contraste (microbulles) injecté par voie intra veineuse est un agent intravasculaire qui ne traverse pas les barrières capillaires, et ne permet donc pas de mesurer la perméabilité capillaire. Le principe de l'imagerie de contraste en échographie repose sur la destruction des microbulles par des modes techniques particuliers. La cinétique de remplissage capillaire par les microbulles après leur destruction permet de calculer de manière semi quantitative :

- le flux et le volume sanguins tissulaires ;
- le temps de transit moyen.

La relation entre l'IS et la concentration n'est pas linéaire ce qui rend la quantification complexe. Les avantages de l'échographie sont son accessibilité, son coût faible, son caractère non ionisant, et le peu de contre-indications à l'injection de l'agent de contraste.

En TEP (Tomodensitométrie par Emission de Positons), le flux sanguin peut être mesuré avec de l'eau marquée à l'^{15}O qui est un traceur émetteur de positons. Il s'agit de la technique de référence non invasive de la mesure de la perfusion. Cependant, elle nécessite un cyclotron sur place puisque la durée de vie de l'^{15}O est de l'ordre de 2 minutes. Il s'agit d'une technique coûteuse, irradiante, avec une résolution spatiale faible de l'ordre du millimètre et utilisée uniquement en recherche.

3. Imagerie de perfusion en séquence de diffusion (IVIM)

L'imagerie IVIM (Intra Voxel Incoherent Motion) a été définie en 1988 par Le Bihan [9] pour visualiser les mouvements microscopiques des molécules d'eau. Les molécules peuvent se déplacer selon deux phénomènes : la diffusion aléatoire brownienne et le déplacement au sein de la microcirculation correspondant à la perfusion. Il est donc possible de mesurer la perfusion en IRM sans injecter d'agent de contraste. Cette technique nécessite le développement de séquences constituées de plusieurs gradients de diffusion (multi-b) et une analyse mathématique du signal pour séparer les deux composantes (diffusion et perfusion). Elle est peu utilisée dans l'étude des tumeurs.

C'est une des techniques d'imagerie fonctionnelle que nous avons utilisée dans ce travail, et nous reviendrons sur la méthode de quantification.

4. Imagerie de l'hypoxie

a) IRM par effet BOLD

Cette technique d'imagerie est basée sur les propriétés paramagnétiques de la déoxyHb comme agent de contraste endogène.

L'effet BOLD consiste à mesurer les variations du R_2^* tissulaire dans diverses situations (activité, challenge) pour en déduire les modifications de la concentration en déoxyHb dans le voxel et donc de l'état d'oxygénation tissulaire. L'analyse du signal est complexe, car la concentration en déoxyHb peut varier pour de multiples raisons.

Nous avons également utilisé cette technique dans ce travail et développerons la méthodologie dans le chapitre correspondant.

b) TEP

Les nitroimidazoles sont des molécules ayant une forte affinité pour les cellules souffrant d'hypoxie dans lesquelles elles s'accumulent. Il est ainsi possible de marquer ces molécules pour en faire des radiotraceurs utilisables en médecine nucléaire et envisager une imagerie *in vivo* de l'hypoxie [46] Ceci est aujourd'hui accessible en TEP clinique avec le FMISO (Misonidazole marqué au ^{18}Fluor).

III. Méthodologie du travail

Nous avons réuni dans ce travail des méthodes d'imagerie macroscopique (IRM) et microscopique (Vidéomicroscopie de fluorescence) pour étudier le rôle des cellules murales dans l'angiogenèse tumorale *in vivo* sur le plan cellulaire, morphologique et fonctionnel.

Il comporte donc plusieurs axes thématiques explorés par deux méthodes d'imagerie complémentaires (figures 3, 4 et 5).

- Axe 1 : Effet des cellules murales sur la **croissance tumorale** en IRM et corrélation clinique à l'aide du pied à coulisse.
- Axe 2 : **Imagerie cellulaire** en IRM et imagerie optique pour visualiser *in vivo* le recrutement des cellules murales lors du processus d'angiogenèse.
  Pour cela nous avons réalisé un marquage magnétique ou fluorescent des cellules murales et les résultats en imagerie ont été corrélés à l'histologie.
- Axe 3 : **Imagerie structurale des vaisseaux** avec étude des modifications du nombre de vaisseaux après l'injection de cellules murales en imagerie (IRM et vidéomicroscopie) et corrélation histologique.
- Axe 4 : **Imagerie fonctionnelle** *in vivo* en IRM et vidéomicroscopie avec étude des conséquences de l'injection de cellules murales sur la fonctionnalité des capillaires tumoraux.

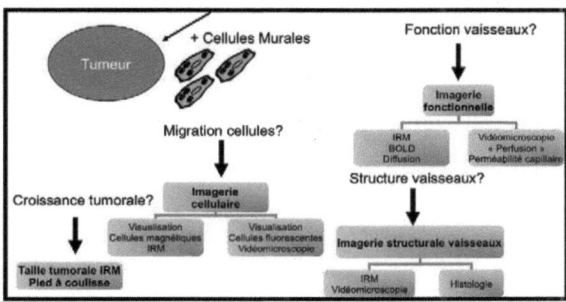

Figure 3 : Axes thématiques du travail de thèse

Ce schéma résume les différents axes d'étude du modèle tumoral après l'injection des cellules murales: croissance tumorale, imagerie cellulaire, imagerie structurale des vaisseaux et imagerie fonctionnelle. Deux techniques d'imagerie (IRM et Vidéomicroscopie de fluorescence) ont été utilisées.

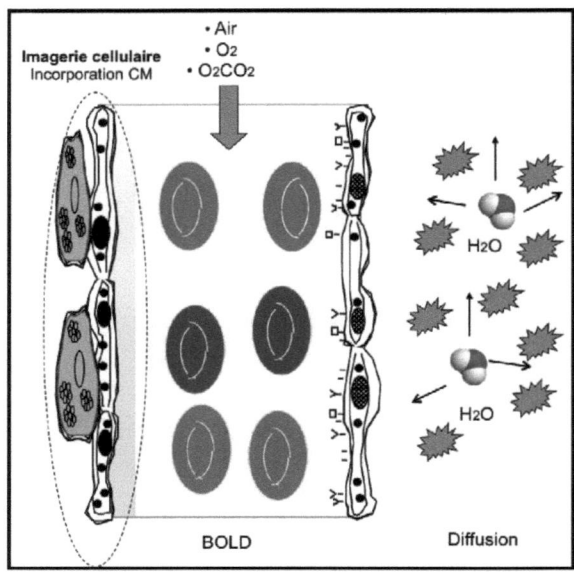

Figure 4: Imagerie cellulaire et fonctionnelle en IRM

Ce schéma illustre les axes d'imageries cellulaire et fonctionnelle d'étude de l'angiogenèse tumorale en IRM.
Les globules rouges contenant de l'oxyhémoglobine (Hb) sont représentés en rouge, ceux contenant de la déoxyHb en bleu, les cellules endothéliales en blanc, les cellules murales (CM) en vert et les cellules tumorales en gris.
L'imagerie cellulaire permet de confirmer l'incorporation intra tumorale des CM marquées magnétiquement.
Le BOLD (Blood Oxygen Level Dependent) étudie l'hypoxie et la maturation vasculaire d'un tissu en mesurant les variations de déoxyHb à l'état de base (sous air) et après challenge (O_2 ou O_2CO_2).
La diffusion IVIM (Intra Voxel Incoherent Motion)[9] mesure les mouvements des molécules d'eau qui dépendent à la fois de la perfusion (mouvements dans la microcirculation) et de la proportion de molécules d'eau entre le milieu extra- et intracellulaires du tissu. Plus la cellularité est élevée, moins les mouvements des molécules d'eau seront importants.

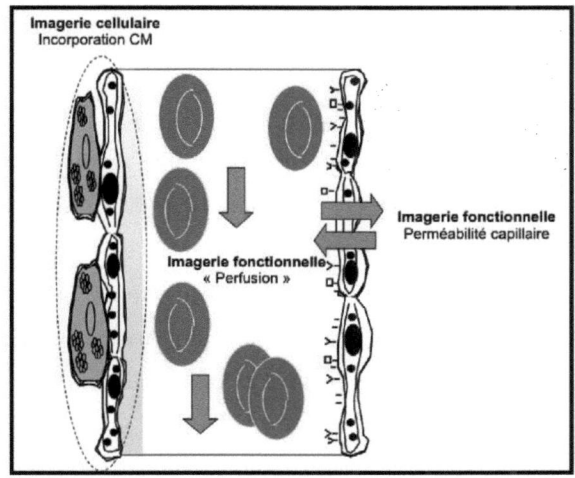

Figure 5 : Imagerie cellulaire et fonctionnelle en Vidéomicroscopie de fluorescence

Ce schéma représente les axes d'imagerie cellulaire et fonctionnelle de l'angiogenèse tumorale in vivo en vidéomicroscopie de fluorescence. Les globules rouges sont représentés en rouge, les cellules murales (CM) en vert et les cellules endothéliales en blanc.
L'imagerie cellulaire permet de confirmer l'incorporation des cellules murales marquées à la fluorescence dans la paroi des capillaires au contact des cellules endothéliales. L'imagerie fonctionnelle permet d'étudier l'hémodynamique microcirculatoire (« perfusion ») et la perméabilité capillaire.

IV. Imagerie optique

A. Principes de l'imagerie optique

L'interaction des photons lumineux avec les tissus fait intervenir des mécanismes physiques complexes d'absorption, de diffusion et de réflexion. Dans le cas d'une molécule donnée dans un tissu et d'un photon de longueur d'onde λ, le photon peut ne pas subir d'interaction avec la molécule, il peut être absorbé, ou il peut être absorbé et entraîner la réémission d'un photon de fluorescence. Plusieurs techniques d'imagerie optique sont disponibles actuellement le plus souvent en recherche fondamentale.

1. Imagerie de fluorescence

En imagerie de fluorescence, le laser émet des photons de longueur d'onde d'excitation spécifique (λ_{ex}) qui sont absorbés par une molécule fluorescente (fluorophore) contenue dans le tissu étudié, faisant passer les électrons d'un état stable à un état excité. Lors du retour de l'électron à son état initial, le fluorophore émet un photon de longueur d'onde fixe (λ_{em}). Le photon émis possède une longueur d'onde supérieure (et une énergie inférieure) à celle du photon d'excitation puisque le retour à l'état de base se fait avec une perte d'énergie calorifique. Les agents de contraste fluorescents (fluorophores) ont souvent plusieurs états excités possibles, ce qui se traduit par des spectres d'excitation et/ou d'émission présentant plusieurs pics.

2. Imagerie par absorption

Un photon lumineux émis par un laser de longueur d'onde λ déterminée est absorbé par une ou plusieurs molécules contenues dans le tissu étudié. Une caméra de détection est placée de l'autre côté du tissu et mesure à la même longueur d'onde (λ) les photons transmis après la traversée tissulaire. La différence entre les photons émis et les photons transmis correspond aux photons absorbés et permet de définir le coefficient d'absorption μ du tissu pour cette longueur d'onde λ (μ en mm^{-1}).

3. Bioluminescence

Cette technique est basée sur l'émission photonique lumineuse qui a lieu lors de l'oxydation de la luciférine par la luciférase, un gène isolé chez la luciole [47]. Le gène de la luciférase est inséré dans le génome des cellules cibles (tumorales, par exemple). Il faut ensuite réaliser une injection intra veineuse de luciférine qui joue le rôle de substrat enzymatique. Il y a oxydation de la luciférine par la luciférase en un produit instable qui émet des photons de longueur d'onde (λ) fixe en l'absence d'excitation par un laser ; ces photons sont ensuite détectés par une caméra. Son application est limitée à la recherche animale car la luciférine est toxique pour l'homme.

4. Appareil de vidéomicroscopie de fluorescence

Le Cell vizio ™ utilisé dans notre étude est un appareil de vidéomicroscopie fibré dont la sonde laser flexible (Z 1800) mesure 1.8 mm de diamètre avec un champ d'exploration maximal de 600x500 microns. Sa distance de travail se situe à 100 microns par rapport à la sonde, sur 70 microns d'épaisseur avec une résolution latérale de 3.5 microns (figure 6). Le laser possède une longueur d'onde d'excitation unique à 488 nm et une bande d'émission comprise entre 500 et 650 nm ce qui le rend compatible avec de nombreux agents de contraste fluorescents comme la FITC (Fuoresceine Iso Thyocyanate). L'image à l'écran est obtenue après injection du fluorophore par le balayage séquentiel des fibres de la sonde laser et un processus d'interpolation pour les zones inter-fibres. La cadence d'acquisition des images est de 12 images par seconde. Cette technique d'imagerie optique permet d'étudier la microcirculation *in vivo* de manière répétée en posant la sonde laser au contact des organes d'intérêt (figure 7).

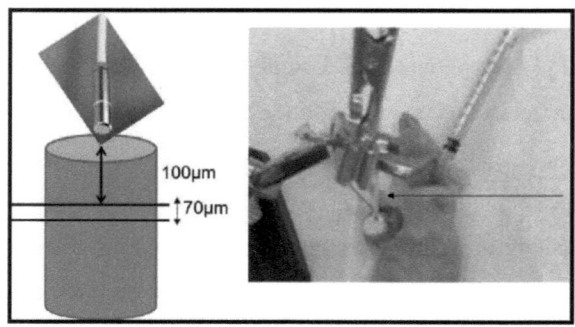

Figure 6 : Appareil de vidéomicroscopie de fluorescence

Le Cell vizio™ est un système d'imagerie optique fibré dont la sonde possède une distance de travail à 100 microns sur 70 microns d'épaisseur.
La sonde laser souple (flèche) est placée au contact de l'organe d'intérêt (dans cet exemple une tumeur).

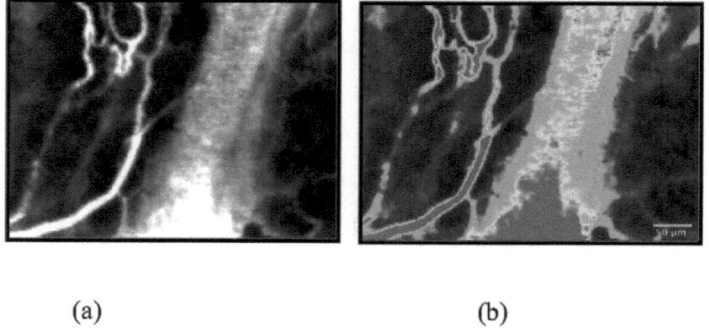

(a) (b)

Figure 7 : Capillaires mésentériques en vidéomicroscopie de fluorescence

Morphologie régulière des capillaires mésentériques chez le rat in vivo après injection de FITC dextran 70 kDa. La même image est représentée en noir et blanc (a) et en échelle de couleur (b).
Le centre du capillaire apparaît en rouge car l'intensité de signal est élevée.
Sur ces images une veinule est visible.

B. Développement instrumental méthodologique en vidéomicroscopie

Des étapes méthodologiques préalables ont été nécessaires pour étudier la microcirculation tumorale avec le système de vidéomicroscopie dans notre modèle de thérapie tumorale :

- 1ère étape : **Étude de la microcirculation** [48] :
  Visualisation de plusieurs types de capillaires.
  Comportement de fluorophores de poids moléculaires différents.
- 2ème étape : **Modèle expérimental de choc anaphylactique chez le rat** [49]
  Quantification de la fuite interstitielle.

1. Etude de la microcirculation

La microcirculation [2] est impliquée dans le maintien de l'homéostasie et du métabolisme tissulaires en permettant l'apport des éléments nécessaires (oxygène, substrats énergétiques, cellules, hormones, facteurs du système immunitaire) et l'élimination des déchets métaboliques (CO_2). Elle comprend les artérioles, les capillaires et les veinules et les capillaires constituent le principal site d'échanges. Ils sont divisés en trois types: continu, fenêtré et discontinu [3] :

- Les capillaires continus possèdent des cellules endothéliales jointives reposant sur une lame basale continue.
- Les capillaires fenêtrés se distinguent des précédents par la présence de pores dans la paroi endothéliale (pores de 70 nm en moyenne) ; ils reposent sur une lame basale continue.
- Les capillaires discontinus ou sinusoïdes possèdent de véritables orifices transcytoplasmiques (1 à 3 µm) et leur membrane basale est discontinue, voire absente.

a) Matériel et méthode

L'étude des différents types de capillaire a porté sur des souris Swiss nude males (Charles Rivers, L'Arbresle, France) âgées de 10 semaines au moment de la séance d'imagerie. Les animaux étaient divisés en deux groupes :
- un groupe tumoral avec injection de cellules de carcinome prostatique humain type PC3 (Dr M.F. Poupon URA 620 CNRS, Institut Curie, Paris, France) en sous cutané au niveau du flanc pour l'étude des capillaires tumoraux ;
- un groupe contrôle sans injection de cellules tumorales pour l'étude des capillaires mésentériques et musculaires.

Nous avons utilisé deux types d'agents de contraste de poids moléculaires différents injectés en bolus.

La FITC (agent de contraste de petit poids moléculaire:389 Da) (AK-FLUOR 10% Akorn, Millbrook, IL, USA) est un agent à diffusion interstitielle, capable de traverser la barrière endothéliale. Nous injections 0.3 mg/kg de FITC diluée à 0.1 mg/ml dans 100 µl de sérum physiologique.

L'albumine FITC (agent de contraste de haut poids moléculaire:68 kDa) (Sigma, St Quentin Fallavier, France) est un agent de contraste macromoléculaire restant en intravasculaire, sauf en cas de capillaires discontinus, dont les pores sont larges. La dose injectée était de 300 mg/kg diluée à 100 mg/ml dans 100 µl de sérum physiologique.

Nous avons aussi appliqué de l'histamine en topique sur les différents types de capillaires (Sigma, St Quentin Fallavier, France) pour reproduire un modèle de perméabilité capillaire augmentée [50] [51] [52].

Après injection du fluorophore, nous mesurions les variations d'intensité de signal au cours du bolus (arrivée de l'agent de contraste dans les capillaires, perfusion) et la fuite interstitielle de l'agent de contraste (perméabilité capillaire).

Les acquisitions étaient réalisées sous forme de films de 30 s ou 60 s après l'injection de l'agent de contraste (arrivée du bolus) puis de films de 5 s toutes les minutes pendant 10 minutes puis toutes les 5 minutes pendant 30 à 90 minutes selon les animaux (étude de la perméabilité capillaire).

b) Analyse des données

Une ROI (région d'intérêt) était tracée manuellement dans un capillaire et dans l'interstitium adjacent sur la première image du film vidéo puis se propageait automatiquement sur l'ensemble des images (Image J, Wayne, NIH, Bethesda, MA, USA). Nous obtenions ainsi des courbes d'intensité de signal en fonction du temps dans le capillaire et l'interstitium.

Pour s'assurer de la linéarité du signal en fonction de la concentration, une courbe-étalon a été réalisée à l'aide de 18 tubes (pour l'albumine FITC) et 16 tubes (pour la FITC) de concentrations connues en fluorophore. Les tubes d'étalonnage étaient imagés sans modifier les paramètres de calibration de l'appareil. Pour chaque tube, une mesure d'intensité de signal (IS) était réalisée et un ajustement linéaire permettait d'obtenir la valeur de l'IS en fonction de la concentration (C).

Pour la FITC : IS en Unité Arbitraire (UA) = 5072,4 C en 10^{-3} mg/ml.

Pour l'albumine FITC : IS en UA = 1931,5 C en mg/ml.

Nous avons aussi utilisé l'analyse compartimentale pour essayer d'obtenir des paramètres quantitatifs de la microcirculation. Nous disposions des mesures effectuées au niveau de la ROI capillaire et de la ROI interstitielle. Nous avons utilisé un modèle bi-compartimental constitué par un compartiment vasculaire capillaire (V) et un compartiment interstitiel (I) avec des échanges bidirectionnels entre les deux selon des constantes $k_{1,2}$ et $k_{2,1}$. Ce modèle a été testé sur le logiciel d'analyse compartimentale SAAM (SAAM Institute, University of Washington, Seattle, WA) dont la méthode de calcul consiste à obtenir le meilleur ajustement des cinétiques expérimentales selon la méthode des moindres carrés.

c) Résultats

Le phénomène de « bleaching » entraînait une diminution importante de l'IS recueillie par destruction irréversible du fluorophore et donc perte d'une partie de la fluorescence. Ce phénomène augmentait avec la durée d'illumination par le laser.

Nous avons observé l'arrivée du bolus de manière reproductible dans les capillaires mésentériques et musculaires avec les deux types de fluorophores (FITC et albumine FITC). Par contre aucun premier passage n'a pu être observé dans la tumeur qui était très hétérogène avec des zones nécrotiques ce qui rendait difficile la localisation de zones vasculaires.

En ce qui concerne la perméabilité, une fuite interstitielle de la FITC (agent de petit poids moléculaire) a été observée dans le muscle et le mésentère, alors que l'albumine FITC (agent de contraste de haut poids moléculaire) restait en intravasculaire.

Une augmentation d'IS a été détectée dans l'interstitium tumoral témoignant de la présence d'albumine FITC en rapport avec une augmentation de perméabilité des capillaires tumoraux (discontinus).

L'application d'histamine topique au niveau du muscle s'est traduite par une augmentation de la perméabilité capillaire avec passage de l'albumine FITC dans l'interstitium (figure 8).

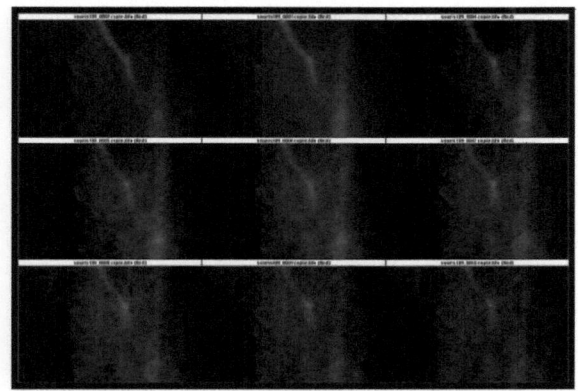

Figure 8 : Capillaires musculaires avec albumine FITC après application d'histamine

De gauche à droite et de haut en bas, nous visualisons l'augmentation de la perméabilité capillaire dans le muscle après application d'histamine en topique. Cette fuite d'albumine FITC se traduit par une augmentation de signal de plus en plus importante dans l'interstitium qui estompe progressivement les contours des capillaires.

Plusieurs essais de modélisation compartimentale ont été réalisés, mais les paramètres quantitatifs de flux sanguin, de volume sanguin ou de perméabilité capillaire n'ont pas pu être extraits des données (modèles instables).

2. Modèle de trouble de la perméabilité capillaire : Choc anaphylactique

Le choc anaphylactique correspond à la forme la plus grave de la réaction allergique et peut entraîner le décès de manière très rapide. Il se traduit par une chute importante de la pression artérielle et une hypovolémie. Le modèle d'anaphylaxie à l'ovalbumine chez le rat Brown Norway a déjà été largement étudié dans la littérature [53] [54] [55].

L'objectif de ce travail était de montrer qu'il existait une fuite massive de macromolécules dans l'interstitium par augmentation de la perméabilité capillaire lors du choc anaphylactique et que celle-ci était en partie responsable de l'hypovolémie constatée. Le choc anaphylactique constituait donc un modèle idéal pour quantifier *in vivo* des paramètres quantitatifs ou semi-quantitatifs reflétant la perméabilité capillaire.

a) Matériel et méthode

L'étude a porté sur des rats Brown Norway (Janvier, Le Genest-St-Isle, France) âgés de 10 semaines sensibilisés à l'ovalbumine 3 semaines avant les séances de vidéomicroscopie (1 mg d'ovalbumine grade VI chicken egg albumin, OVA; Sigma, Saint-Quentin Fallavier, France dilué dans 1 ml de sérum physiologique) [56].

Après la sensibilisation, les rats étaient divisés en deux groupes :
- un groupe contrôle (n=6) pour lesquels nous injections du sérum physiologique ;
- un groupe anaphylactique (n=6) pour lesquels nous injections l'allergène (ovalbumine).

Une mini laparotomie était pratiquée pour exposer le mésentère et poser la sonde laser à son contact. La pression artérielle moyenne était enregistrée dans l'artère carotide pendant toute la durée de l'expérimentation et servait de référence pour confirmer le choc anaphylactique.

Nous injections un agent de contraste fluorescent macromoléculaire (FITC dextran 70 kDa 150 mg/kg dilué dans 200 µl de sérum physiologique) (Sigma, St Quentin Fallavier, France) en intra veineux pour visualiser les capillaires mésentériques en vidéomicroscopie. L'acquisition des images se faisait sous forme de films de 5 secondes à la fin de l'injection de FITC dextran (T_0-5 mn), 5 s à la fin de l'induction du choc (injection d'ovalbumine ou sérum physiologique à T_0) puis de 5 s toutes les 30 s pendant 30 minutes (T_0+30 mn) (figure 9).

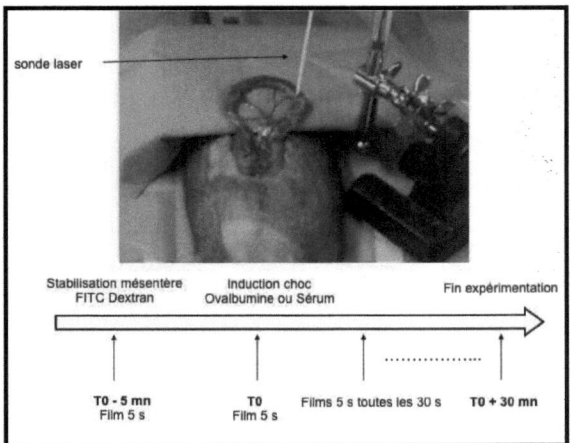

Figure 9 : Protocole en vidéomicroscopie de fluorescence dans le choc anaphylactique

Ce schéma résume le protocole d'étude en vidéomicroscopie de fluorescence dans le modèle de choc anaphylactique chez le rat. Le mésentère était exposé par une mini laparotomie et la sonde laser était stabilisée à son contact. Les capillaires mésentériques étaient visibles après l'injection du fluorophore FITC dextran (T_0 - 5 mn). Le choc était déclenché par l'injection d'ovalbumine (groupe anaphylactique) ou de sérum physiologique (groupe contrôle) à T_0. La fuite mésentérique était étudiée sur 30 minutes (T_0 + 30 mn).

b) Analyse des données

Une ROI globale tissulaire comprenant la totalité de l'image, donc les capillaires et l'interstitium, était tracée manuellement sur la première image puis propagée automatiquement sur l'ensemble de la séquence vidéo (PhysioD3D). Nous obtenions des courbes de cinétiques de rehaussement en fonction du temps et la fuite interstitielle devait se traduire par une augmentation d'intensité de signal (IS).

Nous avons défini le « minimum time to leakage » qui correspondait au début de la fuite interstitielle par rapport à T_0 dans le groupe anaphylactique. Il est exprimé par la moyenne et l'intervalle de confiance (CI).

L'IS était ensuite mesurée dans le capillaire (IS_{cap}) et dans l'interstitium adjacent (IS_{int}) pour calculer un paramètre reflétant l'importance de la fuite appelé « index leakage » ([IS_{int} / IS_{cap}] x100) [57] [58] aux différents temps de l'expérimentation. Les valeurs sont exprimées par la moyenne +/- DS (Déviation Standard). Les valeurs ont été comparées grâce à un test de Wilcoxon apparié ou non.

c) Résultats

Les cinétiques de rehaussement en fonction du temps avaient un profil différent en fonction du groupe d'animaux. Pour les rats contrôles, nous observions une chute d'IS suivie d'un plateau. Pour les rats anaphylactiques, nous observions une chute d'IS suivie d'une remontée correspondant à la fuite capillaire.

Le « minimum time to leakage » dans le groupe anaphylactique était calculée à 5 ± 3 mn [$CI_{95\%}$: 4 - 12 mn] et était corrélée à la chute de la tension artérielle. Il ne pouvait pas être calculé chez les rats contrôles puisque aucune remontée de signal n'était observée.

« L'index leakage » montrait une différence significative précoce (p=0.002) entre le groupe contrôle (19.5+/-13.4) et anaphylactique (170.1+/-160.1) dès 2 minutes après l'induction du choc (T_0) (figure 10).

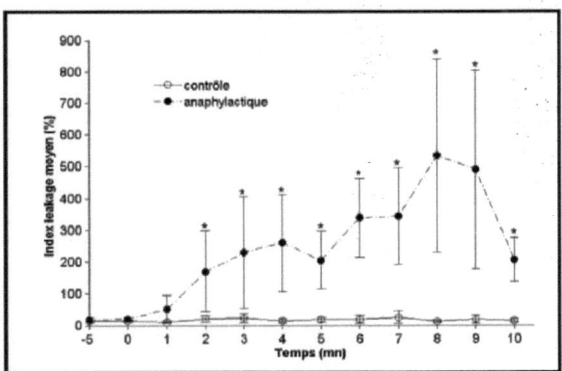

Figure 10 : « Index leakage »

« L'index leakage » augmentait dans le groupe anaphylactique après l'induction du choc alors qu'il restait globalement stable (et quasi-nul) dans le groupe contrôle.
Il y avait une différence significative (astérisque*) entre les 2 groupes (p=0.002) à partir de 2 minutes après l'induction du choc (T_0 +2mn) et jusqu'à 10 minutes.

V. Thérapie cellulaire tumorale par cellules murales

A. Schéma de l'étude (figure 11)

Nous avons étudié l'effet thérapeutique de l'injection des cellules murales *in situ* sur l'angiogenèse dans un modèle tumoral sous cutané chez la souris nude.

Une première séance d'IRM était réalisée quand la taille tumorale était suffisante (4 mm en moyenne), soit à J7. A l'issue de cette séance d'imagerie, destinée à définir les paramètres d'imagerie avant traitement, des cellules murales ou 100 µl de PBS (Phosphate Buffer Saline) (Gibco, Invitrogen, Cergy Pontoise, France) étaient injectés en péri tumoral.

Les souris étaient ainsi divisées en 3 groupes :
- un groupe contrôle avec tumeur seule sans injection ;
- un groupe PBS (« contrôle négatif ») avec injection de PBS en péri tumoral ;
- un groupe « traité » avec injection de cellules murales marquées magnétiquement ou en fluorescence en péri tumoral.

La $2^{\text{ème}}$ séance d'IRM et la vidéomicroscopie étaient réalisées à J14. Ce délai permettait aux cellules de migrer dans la tumeur tout en conservant une quantité d'agent de contraste intracellulaire suffisante à leur visualisation. En effet, lors des divisions cellulaires successives, l'agent de contraste se distribue dans les cellules filles et sa concentration diminue [59] [60].

Dans le groupe « traité » par cellules murales, l'ensemble des animaux bénéficiaient à la fois de l'IRM et de la vidéomicroscopie à J14, que les CM soient marquées en fluorescence ou magnétiquement. Ainsi, les animaux injectés avec des cellules fluorescentes servaient de contrôles à ceux injectés avec des cellules magnétiques en IRM, afin de vérifier que l'effet T_2^* induit par l'agent de contraste ne perturbait pas les mesures de densité vasculaire et de BOLD (séquences utilisant également l'effet T_2^*). Inversement, les animaux injectés avec des cellules magnétiques servaient de contrôles à ceux injectés avec des cellules fluorescentes en vidéomicroscopie afin de vérifier que le marquage fluorescent ne modifiait pas les paramètres mesurés.

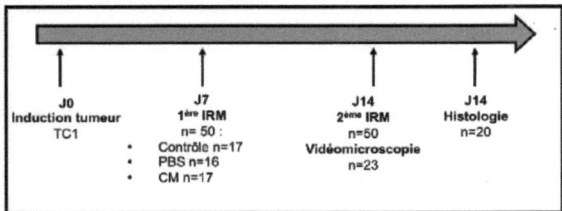

Figure 11 : Schéma de l'étude

La première séance d'imagerie par IRM avait lieu 7 jours après l'induction tumorale (J7) quand les tumeurs étaient de taille suffisante (4 mm en moyenne).
Les souris étaient ensuite divisées en 3 groupes :
- *groupe contrôle : tumeur seule ;*
- *groupe « contrôle négatif » : injection de PBS à J7 ;*
- *groupe « traité » : injection de cellules murales à J7.*

La deuxième séance d'imagerie par IRM et vidéomicroscopie avait lieu à J14.
En fin d'expérimentation, les tumeurs étaient prélevées pour analyse histologique.

B. Modèle animal

L'étude a porté sur des souris nudes femelles NMRI (Janvier, Le Genest-St-Isle, France) âgées de 6 semaines au moment de l'induction tumorale (J0).

Après la première séance d'imagerie à J7, les souris étaient divisées en 3 groupes comme nous l'avons décrit dans le schéma de notre étude.

1. Cellules tumorales

La lignée tumorale (TC1) utilisée était un carcinome épidermoïde murin (C157 black 6) pulmonaire transfecté avec les protéines E6-E7 d'HPV (Herpes Papilloma Virus) + oncogène RAS fourni par le Dr F. Sandoval et le Pr E. Tartour (Inserm U970, équipe

10). Les cellules étaient cultivées dans du milieu de culture composé de RPMI 1640 avec Glutamax-I (Gibco, Invitrogen, Cergy Pontoise, France), 10% de SVF (Sérum de Veau Foetal) (Invitrogen, Cergy Pontoise, France) , 1% de Pénicilline+streptomycine (Gibco, Invitrogen, Cergy Pontoise, France) , 1% de sodium pyruvate 100 mM (Gibco, Invitrogen, Cergy Pontoise, France), dans une atmosphère à 5% de CO_2, 95% d'humidité et à 37°C. Le milieu de culture était changé tous les deux jours et un passage cellulaire était effectué trois fois par semaine lorsque la confluence cellulaire atteignait 80%.

La greffe tumorale était effectuée à J0 par injection sous cutanée au niveau du flanc droit de 500 000 cellules TC1 remises en suspension dans 100 µl de PBS.

2. Cellules murales (CM)

Les CM issus de sang de cordon humain étaient fournis par C. Dean (Institut des vaisseaux et du sang, Lariboisière, Paris, France) [61] à partir de dons obtenus après consentement.

Les cellules souches mononucléées (SC-MNC) étaient isolées en gradient de densité par centrifugation sur ficoll (2100 tours/minute durant 30 minutes).

Les SC-MNC étaient mises à pré-adhérer une nuit dans une boite de culture en M199 (Gibco, Invitrogen, Cergy Pontoise, France) + 20% SVF (Dominique Dutscher, Brumath, France) de manière à éliminer les cellules adhérentes (macrophages). Le lendemain le surnageant était récupéré, les SC-MNC étaient alors mises dans des boites 6 puits tapissées de collagène à la quantité de 10 millions par puit en M199 + 20% SVF + 10 ng/ml VEGF (Erlab, Val de Reuil, France). Le milieu de culture était changé deux fois par semaine. Au bout d'environ 3 semaines, des colonies apparaissaient en fond de boite. Il s'agissait des CM de type fusiforme. Elles étaient utilisées au passage quinze au maximum. Elles étaient positives pour alpha SMA, SMHC (Smooth Muscle Heavy Chain), SM 22 (Smooth Muscle 22) et la calponine. Elles se contractaient en présence de carbachol dans un milieu contenant de l'IGF 1 (Insulin-like Growth Factor 1).

C. Protocoles d'imagerie

Dans notre protocole d'imagerie nous avons associé une exploration macroscopique (IRM) et microscopique (Vidéomicroscopie de fluorescence).

1. IRM

Les séances d'IRM (figure 12) étaient réalisées sur un appareil dédié petit animal 4.7 T (Biospec 47/40 USR ® Bruker) sous anesthésie gazeuse à l'isoflurane 0.5 à 1 l/mn (Aerrane, Baxter, Maurepas, France).

Les différents groupes d'animaux bénéficiaient d'une IRM à J7 (avant injection de CM pour le groupe « traité » ou de PBS pour le groupe « contrôle négatif ») et J14 (soit 7 jours après injection de CM pour le groupe « traité », de PBS pour le groupe « contrôle négatif » ou sans injection pour les contrôles). Les tumeurs avaient une taille moyenne de 4 mm au moment de la première séance d'imagerie.

A J7 et J14 nous utilisions une antenne émission-réception quadrature volumique dédiée souris de 35 mm de diamètre pour réaliser des séquences (tableau 2) :
- axiale Turbo rare T2 ;
- axiale MGE (Multi gradient Echo) type BOLD ;
- axiale Echo Planar type diffusion.

A J14 nous utilisions en plus une antenne haute résolution (cryosonde 200 MHz) de surface refroidie à l'hélium [62] qui permettait d'avoir une imagerie centrée sur la tumeur avec des séquences SWI (Susceptibility Weighted Imaging).

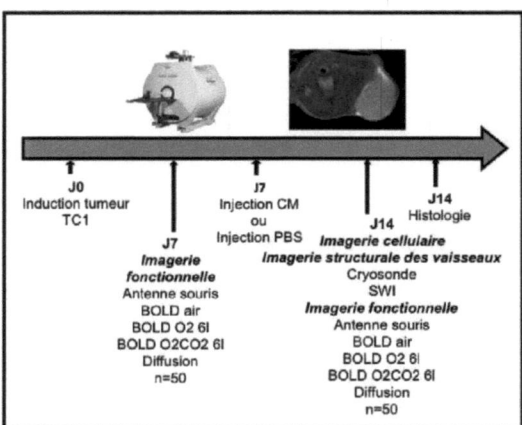

Figure 12 : Protocole d'étude en IRM

Protocole d'exploration en IRM réalisé 7 jours (J7) et 14 jours (J14) après l'induction tumorale pour chaque groupe d'animaux. Les séquences d'imagerie fonctionnelle avec l'antenne dédiée souris étaient réalisées à J7 et J14. Les séquences d'imagerie cellulaire et d'imagerie structurale des vaisseaux avec l'antenne haute résolution (cryosonde) étaient réalisées uniquement à J14.

Séquence	TR (ms)	TE (ms)	FOV (mm)	Épaisseur (mm)	Nombre coupes	Matrice	Bandwith (Hz)	Angle (°)
T2	1512	33	40	1	16	256x256	81521	180
BOLD	5000	1.6 (42TE)	30	1.5	3	128X128	125000	80
Diffusion	1000	51.9	35	1	3	128x128	250000	90
SWI	750	20	28	0.5	18	512x512	25000	6

Tableau 2 : Séquences IRM

Ce tableau résume les différents paramètres des séquences utilisées en IRM. TR=Temps de Répétition ; TE=Temps d'Écho ; FOV=Field Of View; BOLD=Blood Oxygen Level Dependent; SWI=Susceptibility Weighted Imaging.

2. Vidéomicroscopie de fluorescence

Les séances de vidéomicroscopie de fluorescence (figure 13) étaient réalisées uniquement à J14 soit 7 jours après l'injection de CM marquées pour le groupe « traité », de PBS pour le groupe « contrôle négatif » ou rien pour les contrôles. L'exploration en vidéomicroscopie n'était pas réalisée à J7 car elle nécessitait une incision cutanée pour que le laser soit directement posé au contact de la tumeur. Même si l'abord cutané était de petite taille, il y avait un risque de phénomènes inflammatoires qui auraient pu modifier les paramètres tumoraux mesurés à J14. L'étude se déroulait sous anesthésie générale par injection intra péritonéale de 100 µl d'un mélange de 20% de xylazine 2% (Rompun, Bayer, Leverkusen, Allemagne) (66 mg/kg) et 80% de kétamine 500 (Imalgène, Rhône Mérieux, Lyon, France) (264 mg/kg).

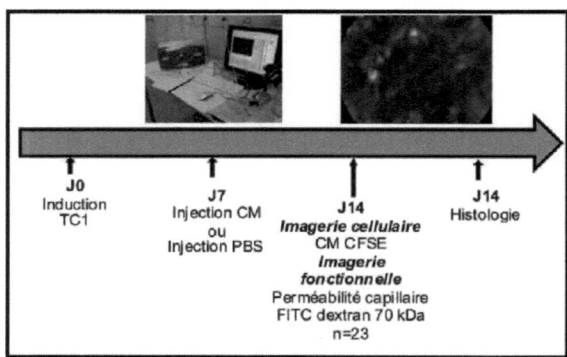

Figure 13 : Protocole d'étude en vidéomicroscopie de fluorescence

Protocole d'exploration en vidéomicroscopie de fluorescence réalisé uniquement 14 jours (J14) après l'induction tumorale pour chaque groupe d'animaux. Pour être visualisées, les CM étaient marquées avant leur injection in situ avec un fluorophore (CFSE) (Carboxy Fluorescein Succinimidyl Ester).
Pour visualiser les capillaires et étudier la perméabilité capillaire nous injections dans un deuxième temps par voie intra veineuse un agent de contraste macromoléculaire (FITC dextran 70 kDa).

VI. Croissance tumorale

La taille tumorale est le critère morphologique utilisé en pratique pour juger de l'efficacité d'un traitement. Les mesures étaient effectuées cliniquement et en imagerie (IRM).

A. Mesure de la taille tumorale « clinique »

1. Matériel et méthode

L'étude de la taille tumorale « clinique » a porté sur un groupe dédié de 18 souris nudes avec injection de 500 000 cellules TC1 à J0.

Les souris étaient ensuite divisées de manière randomisée en 3 groupes :
- un groupe contrôle (n=6) ;
- un groupe « contrôle négatif » avec injection de PBS en péri tumoral à J7 (n=6) ;
- un groupe « traité » avec injection de CM en péri tumoral à J7 (n=6).

La taille tumorale (grand axe) était mesurée à l'aide d'un pied à coulisse à J2, J4, J6, J10, J12 et J14.

2. Résultats

Les valeurs sont exprimées par la médiane et l'IQR (Inter Quartile Range). Elles ont été comparées grâce à un test de Wilcoxon apparié ou non.

Un ralentissement significatif de la taille tumorale a été observé à partir de J10 dans le groupe « traité » par injection de CM (8 mm [7 ; 9]) par rapport au groupe contrôle (12 mm [12 ; 12] (p=0.001) et PBS (13 mm [11 ; 14]) (p=0.002) (tableau 3). Le ralentissement de la croissance tumorale restait significatif jusqu'à J14. Il n'y avait pas de différence de taille significative entre le groupe contrôle et PBS de J2 à J14 (figure 14).

	J2	J4	J6	J10	J12	J14
Contrôle n=6	0 mm [0 ; 0]	4 mm [4 ; 5]	5 mm [4 ; 5]	12 mm* [12 ; 12]	15 mm* [14 ; 16]	17 mm* [16 ; 18]
PBS n=6	0 mm [0 ; 0]	3 mm [3 ; 4]	4 mm [4 ; 4]	13 mm* [11 ; 14]	15 mm* [14 ; 15]	15 mm* [15 ; 15]
CM n=6	0 mm [0 ; 0]	3 mm [3 ; 4]	4 mm [3 ; 4]	8 mm [7 ; 9]	8.5 mm [7 ; 9]	9 mm [8 ; 10]

Tableau 3 : Taille tumorale « clinique »

Les valeurs de la taille tumorale (grand axe en mm) mesurée à l'aide d'un pied à coulisse sont exprimées en médiane et [IQR (Inter Quartile Range)] pour chaque jour de mesure (J2, J4, J6, J10, J12 et J14) et chaque groupe d'animaux. Les valeurs pour lesquelles il existait une différence significative entre les groupes contrôle et contrôle négatif (PBS) par rapport au groupe traité (CM) sont marquées d'un astérisque (*).

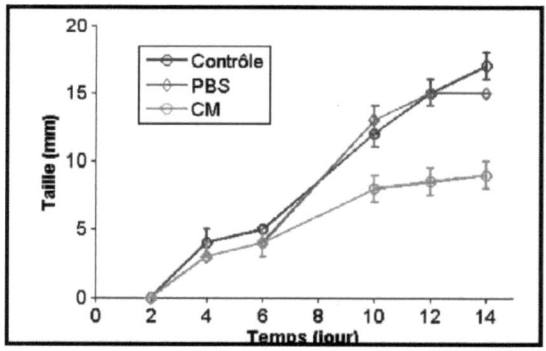

Figure 14 : Taille tumorale « clinique »

Représentation graphique de la médiane des tailles tumorales mesurées à l'aide d'un pied à coulisse aux différents temps (J2, J4, J6, J10, J12 et J14) pour les 3 groupes : contrôle, « contrôle négatif » (PBS) et « traité » (CM). On visualise le ralentissement significatif de la croissance tumorale observé dans le groupe « traité » (CM) par rapport aux 2 autres groupes à partir de J10 et persistant jusqu'à J14.

B. Mesure de la taille tumorale en IRM

1. Matériel et méthode

La mesure de la taille en imagerie portait sur toutes les souris ayant bénéficié d'une IRM à J7 (avant injection de PBS ou CM) et J14 (n=50).

Le grand axe tumoral était mesuré sur la séquence morphologique axiale T2 en mm.

2. Résultats

Les valeurs sont exprimées par la médiane et IQR. Elles ont été comparées grâce à un test de Wilcoxon apparié ou non.

Il n'y avait pas de différence de taille significative à J7 entre les groupes contrôle (4 mm [4 ; 4]), PBS (3 mm [3 ; 4]) et CM (3 mm [3 ; 4]).

Un ralentissement significatif de la taille tumorale était observé à J14 dans le groupe « traité » (8 mm [7 ; 9]) par rapport au groupe contrôle (11 mm [9 ; 14]) (p=0.002) et « contrôle négatif » (12 mm [10 ; 13]) (p=0.001). Il n'y avait pas de différence de taille significative à J14 entre les groupes contrôle et « contrôle négatif » (figure 15).

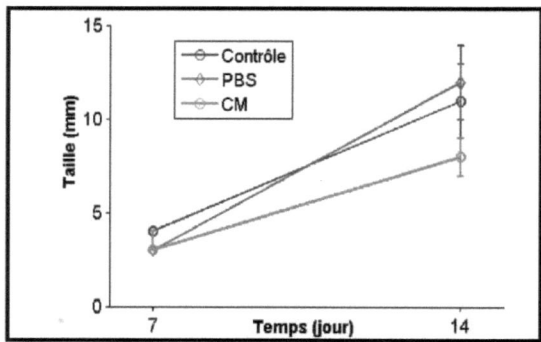

Figure 15: Taille tumorale en IRM

Représentation graphique de la médiane des tailles tumorales mesurées en IRM à J7 et J14 pour les 3 groupes : contrôle, «contrôle négatif» (PBS) et « traité » (CM). On visualise le ralentissement significatif de la taille tumorale observé à J14 dans le groupe traité (CM). Il n'y avait pas de différence significative à J14 entre les groupes contrôle et PBS.

VII. Imagerie cellulaire

En thérapie cellulaire, le succès repose en partie sur l'aptitude des cellules à rejoindre leur cible ; pour s'en assurer il est donc fondamental de pouvoir suivre et localiser *in vivo* ces populations cellulaires spécifiques. Les cellules ne peuvent pas être directement observées en imagerie et nécessitent un marquage par un agent de contraste.

L'IRM est la technique de choix pour visualiser et suivre le devenir des cellules marquées magnétiquement *in vivo* [63] [64] [65], [66] [67] puisqu'elle est non irradiante, avec une bonne résolution spatiale et en contraste et sensible au-delà de seulement quelques picogrammes de fer par cellule.

A. Imagerie cellulaire en IRM

Des étapes préliminaires étaient nécessaires pour évaluer l'absence de toxicité de l'agent de contraste au niveau cellulaire et la conservation des propriétés de la cellule après son marquage (division, migration, fonction).

Les agents de contraste à base de gadolinium utilisés quotidiennement en IRM ne peuvent pas être employés pour l'imagerie cellulaire car il y a un risque élevé de toxicité. En effet, après avoir été capté dans la cellule, l'agent de contraste gadoliné peut être digéré dans les lysosomes à pH acide et libérer du gadolinium libre.

1. Agent de contraste

Nous avons utilisé des nanoparticules anioniques de maghémite (AMNP) (Christine Ménager, Laboratoire Physicochimie des Electrolytes Colloïdes et Sciences Analytiques, PECSA UMR 7195-UPMC-CNRS-ESPCI, Paris, France) chargées négativement en suspension colloïdale [68] Il s'agit d'un agent de contraste à base de fer type USPIO (Ultra small Super Paramagnetic Iron Oxide) dont le cristal possède un diamètre de 7 nm. Ces nanoparticules vont s'adsorber au niveau de la membrane cellulaire par des interactions électrostatiques pour être ensuite internalisées par endocytose. Contrairement au gadolinium qui est toxique dans sa forme libre, le fer est naturellement présent dans l'organisme à des doses d'environ 4g chez l'adulte

[69]. Il s'agit donc d'un agent de contraste cellulaire non ou peu toxique qui pourrait être utilisé chez l'homme.

Les particules contenues dans les cellules créent des hétérogénéités de champs magnétiques locaux et donc des effets de susceptibilité magnétique qui se traduisent par un « vide de signal » dans l'image. Elles déphasent aussi les protons de l'eau voisins avec une dépendance par rapport au temps ce qui explique que la zone concernée par le « vide de signal » soit supérieure à la taille réelle de la cellule marquée.

La détection de ces trous de signal, dépend de la résolution de l'appareil d'IRM utilisé qui est déterminée par la puissance du champ magnétique extérieur appliqué et par le type de séquence. Elle dépend également de la concentration en fer dans la cellule marquée.

La séquence SWI utilisée dans notre travail est très sensible aux effets des particules et était réalisées avec l'antenne haute résolution à J14 (soit 7 jours après l'injection péri-tumorale de CM marquées magnétiquement).

2. Quantification du marquage cellulaire

Nous avons testé plusieurs concentrations de nanoparticules (0.5, 1 et 2 mmol/l de fer) pour obtenir un marquage cellulaire optimal en quantité de fer par cellule.

La quantité de fer dans les CM marquées obtenue avec les différentes concentrations de nanoparticules a été mesurée en magnétophorèse. La magnétophorèse repose sur la mesure de la vitesse d'une suspension de cellules marquées dans une fenêtre de gradient de champ magnétique constant [70] [71]. Chaque cellule magnétique est ainsi soumise à deux forces :

- une force magnétique générée par l'application d'un gradient de champ magnétique externe selon la formule: NMgrad B avec N=nombre de particules par cellule, M=moment magnétique de la particule et grad B=gradient de champ magnétique.

- une force visqueuse exercée par le fluide sur la cellule en mouvement selon la formule: $6\pi\eta rv$ avec $\eta = 10^{-3}$ Poiseuille, r= rayon cellulaire et v= vitesse cellulaire.

Les deux forces s'équilibrent et il devient possible de calculer à partir de la mesure du rayon et de la vitesse des cellules la quantité de matériel magnétique internalisée exprimée en masse de fer (pg). L'IRM est sensible aux cellules marquées magnétiquement au-delà d'une quantité d'environ 1 pg de fer.

La masse de fer intra cellulaire mesurée par magnétophorèse en fonction de la concentration des nanoparticules était en moyenne (+/ écart type) sur 100 cellules mesurées:
- pour 0.5 mM : 9.1 +/- 3.6 pg
- pour 1 mM : 18.2 +/- 8.4 pg
- pour 2 mM : 22.0 +/- 10.1 pg

En utilisant la solution de nanoparticules à 1 mM, la quantité de fer cellulaire était de 18.2+/-8.4 pg et il s'agissait du marquage cellulaire optimal.

3. Marquage cellulaire

Le marquage magnétique des CM par les nanoparticules AMNP était réalisé in vitro 24 h avant leur injection *in situ*. Les nanoparticules (1 mM Fe) étaient mélangées au milieu de culture sans sérum (RPMI, Gibco, Invitrogen, Cergy Pontoise, France) et à 5 mM de citrate de sodium (Sigma, St Quentin Fallavier, France). Les CM étaient maintenues en incubation à 37°C pendant 30 mn avec cette solution contenant les nanoparticules. En fin d'incubation, deux lavages étaient effectués avec du RPMI et les CM étaient ensuite remises dans leur milieu de culture complet pendant 24 h pour permettre l'internalisation complète des nanoparticules [68].

4. Tests de viabilité

Après marquage par les nanoparticules (1 mM Fe) les CM étaient remises en culture durant 14 jours et leur croissance était comparée à un groupe de CM témoin non marqué. Les cellules vivantes colorées par le bleu trypan étaient comptabilisées sur une cellule de Malassez dans les deux populations. La viabilité cellulaire n'était pas affectée par le marquage magnétique (68% de viabilité pour les CM marquées par les nanoparticules et 62% de viabilité pour les CM témoin à J14).

5. Analyse des données

Les CM marquées magnétiquement devaient être visibles sous forme de « vide de signal » sur la séquence SWI. L'analyse des données était qualitative c'est-à-dire présence ou absence d'hyposignaux ronds dans la tumeur.

6. Résultats

Des zones d'hyposignal étaient retrouvées au centre des tumeurs pour le groupe CM magnétiques dans 6/7 tumeurs.

Aucune zone de « vide » de signal n'était visible dans le groupe contrôle (n=7), dans le groupe PBS (n=5) ou dans le groupe CM non marqué magnétiquement (n=4). La séquence SWI était très sensible pour détecter les CM marqués magnétiquement du fait de sa forte pondération T_2^* (figure 16).

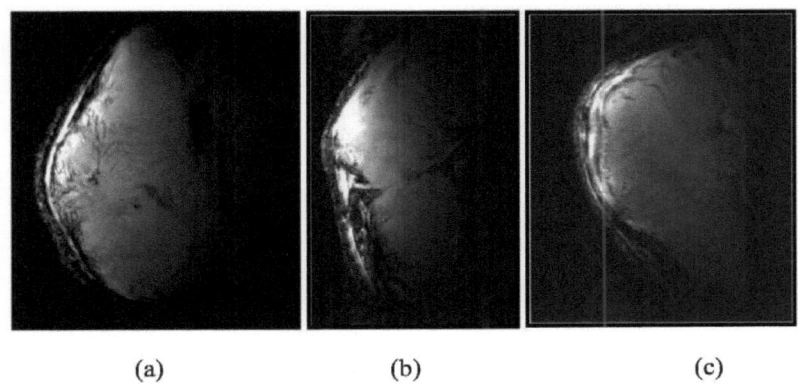

(a) (b) (c)

Figure 16 : Séquence SWI en IRM haute résolution

Pour la tumeur « traitée » par injection de CM magnétiques (a) les particules sont bien visibles sous forme de « vides de signal » ronds au centre de la tumeur.
Pour les tumeurs sans cellules marquées magnétiquement (b contrôle et c PBS) il n'y a aucune zone de « vide de signal » centrale visible.

B. Imagerie cellulaire en vidéomicroscopie de fluorescence

Comme pour le marquage magnétique, des étapes préliminaires sont nécessaires pour évaluer l'absence de toxicité de l'agent de contraste fluorescent au niveau cellulaire et la conservation des propriétés de la cellule après son marquage (division, migration, fonction).

1. Agent de contraste

Nous avons choisi le CFSE (Carboxy Fluoresceine Succinimidyl Ester) 5 mM (Invitrogen, Villebon sur Yvette, France) qui possède une longueur d'onde d'excitation de 495 nm et d'émission de 530 nm.

2. Marquage cellulaire

Le marquage des CM par le CFSE in vitro était réalisé le jour même de l'injection péri-tumorale. Après centrifugation, les CM étaient mises en suspension avec la solution contenant le CFSE à 5 µM pendant 15 mn à 37°C. Les CM étaient à nouveau centrifugées puis remises dans du milieu à 37°C pendant 30 mn pour permettre l'internalisation complète du marqueur fluorescent.

3. Analyse des données

Les CM marquées en fluorescence par le CFSE devaient être visibles sous forme de points lumineux fluorescents sur fond noir. L'analyse était qualitative comme en IRM.

4. Résultats

Nous avons vérifié que les CM marquées en fluorescence par le CFSE étaient bien visibles à la concentration injectée *in vivo* dans un tube test.

Par contre, nous n'avons pas pu visualiser de CM fluorescentes au niveau de la tumeur à J14 dans le groupe traité (n=9). Il n'y avait pas de différence visuelle entre les tumeurs des différents groupes.

C. *Histologie*

Les cellules murales injectées dans notre modèle étaient issues de sang de cordon humain et marquées par des particules magnétiques pour certaines. Deux protocoles ont donc été employés en histologie.

- Détection de la présence des cellules humaines par l'anticorps anti-lamin A/C :

Les lamines sont des protéines nucléaires cellulaires présentes chez les eucaryotes. Elles interviennent dans l'intégrité et la stabilité nucléaire. Il en existe quatre types A, B1, B2 et C. Il s'agit d'un marqueur fréquemment utilisé pour rechercher la présence des cellules injectées d'origine humaine au sein du tissu cible animal dans des modèles de thérapie cellulaire [72].

- Visualisation des cellules contenant du fer par la méthode de Perls :

Cette coloration histologique est inventée par Max Perls pathologiste allemand en 1867. C'est une méthode simple pour colorer les complexes insolubles contenant du fer par exemple dans les érythroblastes et les macrophages. L'hémoglobine et la ferritine ne sont pas révélées par cette méthode. Elle est utilisée pour vérifier la présence de fer en concentration élevée dans le tissu cible après injection de cellules marquées magnétiquement [73].

1. Préparation

a) Marquage anti lamin A/C

Les prélèvements tumoraux étaient décongelés puis les sites non spécifiques étaient saturés avec du BSA (Bovin Serum Albumin) (Calbiochem, Darmstadt, Germany) 5% pendant 30 mn.

Ils étaient ensuite incubés avec l'anticorps anti lamin A/C humain (Novocastra Laboratory Ltd, Newcastle, United Kingdom) pendant 2 h puis rincés au PBS. Une incubation dans l'obscurité pendant 1h avec l'anticorps anti-mouse (Laboratoire Eurobio Abcys, Les Ulis, France) marqué au Texas Red (Laboratoire Eurobio Abcys, Les Ulis, France) était réalisée puis un rinçage. Enfin, les noyaux étaient colorés en bleu par du DAPI (Di Aminido Phényl Indol) pour faciliter la visualisation des structures.

b) Marquage Perls

Les prélèvements tumoraux ont été décongelés, fixés à l'acétone pur pendant 10 mn puis réhydratés dans de l'eau distillée. Ils ont été ensuite plongés dans un mélange de ferrocyanure de potassium 2% et HCL 2% pendant 20 mn puis rincés à l'eau distillée. Ils ont été colorés avec du rouge nucléaire pendant 2 mn puis rincés à l'eau distillée et plongés dans trois bains successifs d'alcool 100° puis trois bains successifs de xylène.

2. Analyse des données

Il s'agissait d'une analyse qualitative de la présence d'un marquage positif ou non sur les prélèvements observés au microscope optique pour le Perls et au microscope à fluorescence pour l'anti lamin A/C. Les lames étaient visualisées au grossissement x 20 pour les deux marquages.

Le marquage au Perls devait être positif pour les tumeurs contenant des cellules murales marquées magnétiquement.

Le marquage anti lamin A/C devait être positif pour les tumeurs contenant des cellules murales.

3. Résultats

Il n'y avait pas de marquage positif pour l'anti lamin A/C dans les coupes observées des tumeurs traitées par les cellules murales.

Pour 2/5 souris traitées par injection de CM marquées magnétiquement le marquage Perls était positif (figure 17).

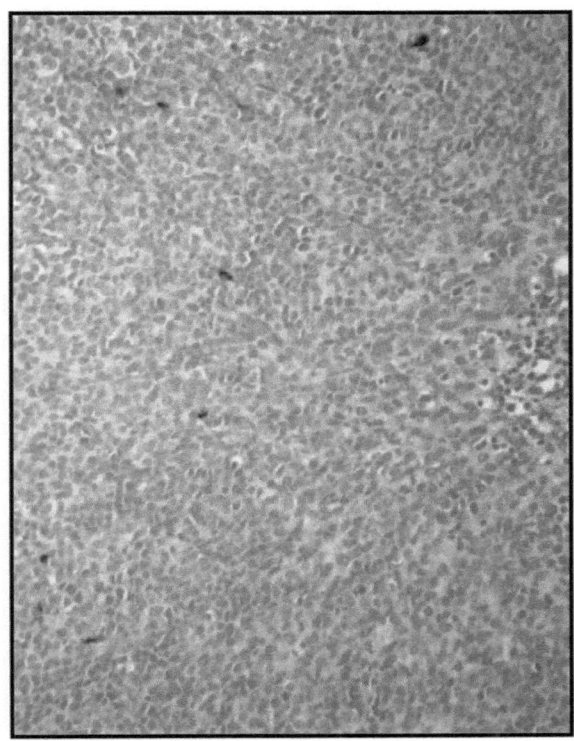

Figure 17 : Tumeur avec cellules murales magnétiques en Perls

Le marquage au Perls dans cette tumeur traitée par injection de cellules murales marquées magnétiquement révélait la présence de fer au centre de la tumeur selon une distribution linéaire pouvant correspondre à des vaisseaux (grossissement x 20).

VIII. Imagerie structurale des vaisseaux

Dans cette étude nous avons voulu corréler la densité microvasculaire histologique et celle non invasive mesurée en imagerie (IRM et vidéomicroscopie de fluorescence).

A. Densité microvasculaire en histologie

La densité microvasculaire (MVD) constitue un paramètre semi-quantitatif histologique morphologique de l'angiogenèse. Il s'agit d'une méthode invasive qui nécessite un prélèvement tissulaire et qui quantifie le nombre de vaisseaux par champ de vue microscopique. Dans de nombreuses études de la littérature, la MVD est corrélée au pronostic tumoral notamment dans les carcinomes mammaires [74].

La mesure de la densité microvasculaire en histologie nécessite l'immunomarquage des cellules endothéliales avec des anticorps comme l'anti CD31.

1. Préparation

Les coupes tumorales étaient décongelées puis fixées dans l'acétone pur pendant 10 minutes.

Les prélèvements étaient réhydratés dans du PBS puis la péroxydase, l'avidine et la biotine étaient bloquées l'une après l'autre. Les prélèvements étaient ensuite incubés avec l'anticorps anti CD31 (Serotec MCA 970, Colmar, France) durant 30 mn puis une incubation avec l'anticorps anti rat biotinylé (Vector BA-4001 Laboratoire Eurobio Abcys, Les Ulis, France) était réalisée pendant 30 mn. L'amplification et la révélation étaient obtenues grâce au complexe avidine-biotine-peroxydase et à la diaminobenzidine. Les noyaux étaient colorés en violet par l'hématoxyline pour favoriser la visualisation des structures.

2. Analyse des données

Les prélèvements étaient visualisés au microscope optique et les images obtenues étaient numérisées au grossissement x 20. Les zones étaient choisies au hasard dans le prélèvement analysé pour échantillonner la tumeur. La quantification des microvaisseaux dans les zones sélectionnées était effectuée au grossissement x 10 sur un champ de 0.11 µm2 en étudiant 20 champs par tumeur (Image J, Wayne, NIH, Bethesda, MA, USA).

La valeur médiane des vaisseaux comptabilisés dans les 20 champs était retenue. Les valeurs sont exprimées par la médiane et IQR. Elles ont été comparées grâce à un test de Wilcoxon non apparié.

3. Résultats

La densité microvasculaire obtenue en histologie à J14 (figure 18) ne montrait pas de différence significative entre les groupes contrôle (25 [19 ; 35]), et CM (26 [18 ; 34]) (p=0.85).

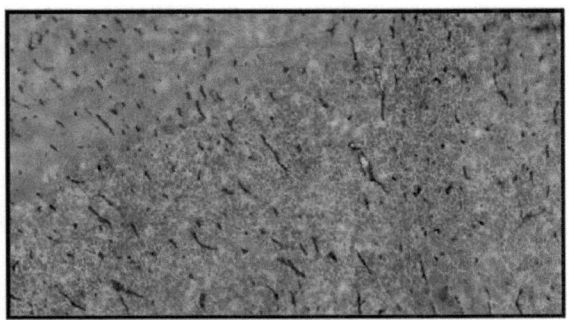

Figure 18 : Mesure de la densité microvasculaire histologique

Exemple dans une tumeur contrôle, de marquage des cellules endothéliales par l'anticorps anti CD31. Les vaisseaux visibles sous forme de structures linéaires colorées en marron pourront être comptabilisés.

B. Densité microvasculaire par IRM

La quantification des microvaisseaux était possible en IRM grâce à une antenne haute résolution (cryosonde), permettant d'atteindre une résolution spatiale de l'ordre du micron.

1. Matériel et méthode

Nous avons utilisé une séquence SWI (Susceptibility Weighted Imaging) sensible aux effets de susceptibilité magnétique avec l'antenne haute résolution centrée sur la tumeur.

L'effet de susceptibilité magnétique correspond aux artéfacts de déphasage qui caractérise la manière de réagir à la présence d'un champ magnétique externe d'un tissu ou d'une substance créant une variation du champ magnétique local. Certaines séquences en IRM comme l'écho de gradient sont particulièrement sensibles à ce type d'effet.

La séquence SWI que nous avons utilisée dans notre étude est une séquence écho de gradient particulière avec un long TR (750 ms), un long TE (20 ms) et une résolution spatiale élevée à 50 μm^2 sur une épaisseur de 500 µm [75]. Les sources d'effet de susceptibilité magnétique dans l'organisme sont essentiellement liées aux propriétés paramagnétiques de l'atome de fer contenu notamment dans l'hémoglobine déoxygénée (déoxyHb) des vaisseaux. Ainsi, la déoxyHb est responsable d'une diminution d'intensité de signal sur les séquences sensibles aux effets de susceptibilité magnétique comme la SWI. Elle permet donc d'obtenir une cartographie des vaisseaux sous forme d'hyposignaux linéaires.

2. Analyse des données

Nous avons utilisé une méthode de segmentation automatique développée au sein du laboratoire (PhysioD3D) pour quantifier les microvaisseaux dans la tumeur. Le bruit des données était réduit par l'utilisation d'un filtre adaptatif puis d'un filtre médian, puis les données étaient segmentées. Cette méthode de segmentation utilisait les k-moyennes [76] qui a pour principe de regrouper les niveaux de gris voisins afin de minimiser la variabilité au sein d'une même classe. Pour notre étude, nous avons choisi trois classes ce qui nous a permis de quantifier la surface occupée par les microvaisseaux en hyposignaux linéaires sur la séquence SWI sur une coupe et de les exprimer en pourcentage de la surface totale de l'image. Pour les tumeurs traitées avec CM magnétiques la coupe qui était choisie ne contenait pas des hyposignaux en amas ronds considérés comme pouvant être des cellules marquées.

Les valeurs sont exprimées par les médianes et IQR. Elles ont été comparées grâce à un test de Wilcoxon non apparié.

3. Résultats

A J14 la densité microvasculaire était plus élevée dans le groupe traité (6.2% [4.9 ; 7.2]) par rapport aux groupes PBS (5.2% [4.4 ; 7.8]) et contrôle (4.3% [3.7 ; 6.8]) mais les différences n'étaient pas statistiquement significatives.

C. Densité microvasculaire par vidéomicroscopie de fluorescence

1. Matériel et méthode

Une injection intra veineuse de 300 mg/kg de FITC dextran 70 kDa dilué dans 100 µl était administrée par voie jugulaire pour positionner la sonde laser au niveau d'une zone vasculaire tumorale. Une acquisition de 10 images était réalisée pour constituer une ligne de base. Ensuite nous injections une demi-dose de FITC Dextran en bolus par voie jugulaire avec acquisition d'une image/s durant 20 minutes pour à la fois limiter l'effet de « bleaching » et étudier la perméabilité capillaire. Le début de la 2ème injection correspondait à T_0.

2. Analyse des données

Nous avons utilisé un logiciel constructeur d'analyse d'images (Vessel Detection, Maunakea Technologies, Paris, France) qui est une adaptation 2D de l'algorithme de Krissian pour extraire de manière automatique dans l'image les vaisseaux de différentes tailles [77]. Ainsi, le logiciel permettait de détecter et de comptabiliser les vaisseaux contenus dans l'image en fonction de leur diamètre et de leur intensité de signal. Le diamètre d'intérêt était fixé au préalable par l'utilisateur. Pour être visualisé, le vaisseau devait avoir une intensité de signal en fluorescence suffisante et donc être circulant. Nous obtenions de manière automatique la « functional capillary density » (FCD) qui correspondait à la surface occupée par les vaisseaux circulants de diamètre prédéfini dans l'image, un paramètre comparable à la densité microvasculaire.

Dans notre étude, nous avons fixé un diamètre vasculaire de 14 μm (ce qui correspond à des vaisseaux compris entre 7 et 28 μm) puisque la taille des capillaires normaux se situe entre 8 et 12 μm mais les capillaires tumoraux peuvent être plus larges. Nous avons effectué la mesure de la FCD à J14 en début d'acquisition (temps précoce T_0) et en fin d'acquisition (temps tardif T_{20mn}) pour vérifier si le nombre de vaisseaux circulants visibles était stable dans le temps sur les 20 minutes d'exploration pour chaque animal (figure 19).
Les valeurs sont exprimées par la médiane et IQR. Elles ont été comparées grâce à un test de Wilcoxon non apparié.

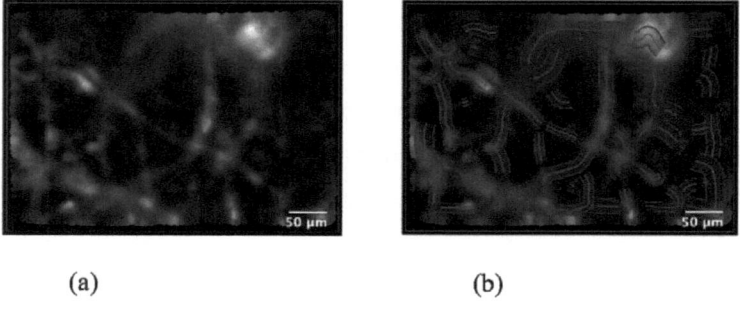

(a)   (b)

Figure 19 : Densité microvasculaire en vidéomicroscopie

Image obtenue en vidéomicroscopie de fluorescence à J14 après injection de FITC dextran 70 kDa (a). Les vaisseaux circulants sont visibles en blanc.
La figure (b) montre la segmentation des vaisseaux dans l'image en fonction de leur diamètre par la technique automatique de « vessel detection ». Ces vaisseaux sont ensuite comptabilisés pour calculer la « functional capillary density ».

3. Résultats

Au temps précoce il n'y avait pas de différence significative entre la FCD des groupes contrôle (20% [20; 30]), PBS (30% [20; 30]) et CM (30% [30 ; 40]).

Par contre, au temps tardif (20 minutes d'observation), le nombre de vaisseaux visualisés donc circulants était significativement supérieur dans le groupe « traité » par CM (30% [20 ; 30]) par rapport au groupe contrôle (10% [0 ; 30]) (p=0.03) et PBS (20% [10 ; 20]) (p=0.02). Pour certains animaux des groupes contrôle (n=2) ou PBS (n=1), les vaisseaux n'étaient même plus visibles ; dans ce cas, le logiciel de segmentation automatique ne pouvait pas calculer de densité microvasculaire et le résultat était donc mis à 0.

IX. Imagerie fonctionnelle de l'angiogenèse

La fonctionnalité des vaisseaux a été étudiée d'une part en IRM, par effet BOLD (quantifiant l'hypoxie), et par diffusion (quantifiant la cellularité et la perfusion) ; et d'autre part en vidéomicroscopie de fluorescence afin de quantifier l'hémodynamique microcirculatoire (« perfusion ») et la perméabilité capillaire [78].

A. IRM par effet BOLD

L'hypoxie tumorale diminue l'efficacité des traitements et explique la résistance de certaines tumeurs. Pouvoir mesurer l'hypoxie en imagerie constituerait donc un progrès majeur pour adapter les traitements.

L'IRM par effet BOLD utilise la déoxyHb comme agent de contraste endogène et étudie les modifications du rapport oxyHb/déoxyHb dans un tissu entre un état de base et un état activé (challenge). Grâce à ses propriétés paramagnétiques, la déoxyHb modifie l'homogénéité du champ magnétique local intra et périvasculaire et diminue le T_2^* (donc augmente le R_2^*). Le T_2^* est le temps de relaxation transverse mesuré avec des séquences multi-échos (écho de gradient).

L'effet BOLD est utilisé en neuroradiologie pour suivre les modifications hémodynamiques induites par l'activité neuronale lors de la réalisation de taches cognitives. Dans ce cas, la petite augmentation de la consommation d'oxygène par les neurones activés est surcompensée par une large augmentation de flux sanguin. Il en résulte une diminution de la concentration de déoxyHb et donc une augmentation du T_2^* (hypersignal) dans la zone activée qui varie de 1 à 5%.

Le challenge peut aussi correspondre à l'apport d'oxygène pur, de carbogène (95% O_2 5% CO_2) ou de N_2. Cette modification du rapport oxyHb/déoxyHb va entraîner une modification du T_2^* (et donc du R_2^*) (tableau 4). En fait le phénomène est plus complexe et ne dépend pas seulement de la saturation en oxygène de l'hémoglobine mais aussi des flux et volume sanguins.

DéoxyHb	T_2^*	R_2^*	Signal
↓	↑	↓	↑
↑	↓	↑	↓

Tableau 4 : Effet BOLD

Ce tableau illustre les modifications du T_2^*, du R_2^* et du signal en fonction des variations de la quantité de déoxyHb dans le tissu suite à un challenge.

Deux challenges ont été réalisés dans notre étude : O_2 et carbogène (O_2CO_2).

Le challenge par oxygène a été utilisé pour tester le caractère circulant des vaisseaux (c'est-à-dire la capacité pour le vaisseau de transporter l'oxygène inhalé). De précédentes études réalisées au sein du laboratoire (résultats non publiés) ont montré que l'apport d'oxygène pur 6l (hyper oxygénation) entraînait bien une augmentation détectable du T_2^* (donc une diminution du R_2^* et une augmentation de l'IS) dans le foie chez le rat et la souris par diminution de la quantité de déoxyHb par rapport à l'oxyHb. Ces études nous ont ainsi permis de déterminer le débit d'O_2 nécessaire pour avoir l'effet BOLD escompté.

Le challenge par carbogène (mélange de 95% O_2, 5% CO_2) a été utilisé pour tester la capacité de vasodilatation des vaisseaux. La vasodilatation en présence de CO_2 (carbogène) n'est possible que si les vaisseaux sont matures et possèdent des cellules murales [79, 80]. Cette réactivité au carbogène entraîne une augmentation du T_2^* (donc diminution du R_2^* et augmentation de l'IS) par diminution de la quantité de déoxyHb par rapport à l'oxyHb. Le CO_2 permet ainsi de contre balancer la vasoconstriction qui peut être une des conséquences de l'oxygène à haut débit.

1. Matériel et méthode

A chaque séance d'imagerie une séquence sensible aux effets de susceptibilité magnétique type MGE avec 42 temps d'échos était réalisée à l'état de base (sous air), challenge 1 (sous O_2 pur 6l) après 5 mn de stabilisation, challenge 2 (sous 6l carbogène O_2CO_2) après 5 mn de stabilisation (figure 20).

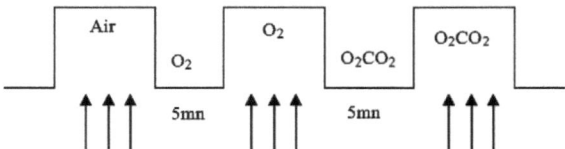

Figure 20 : Protocole BOLD en IRM

Ce schéma illustre le protocole d'acquisition utilisé en BOLD à J7 et J14.
La première séquence MGE (Multi Gradient Echo) sensible aux effets de susceptibilité magnétique est acquise à l'état de base sous air. La deuxième séquence est acquise sous O_2 6l (challenge 1) après 5 minutes de stabilisation. La troisième séquence est acquise sous carbogène 6l (challenge 2) après 5 minutes de stabilisation.

2. Analyse des données

Nous avons d'abord validé notre protocole BOLD en mesurant l'intensité de signal (IS) dans une ROI (région d'intérêt) tracée dans le foie qui nous servait d'organe témoin, afin de vérifier que les variations de T_2^* correspondaient aux résultats déjà obtenus dans les études précédentes du laboratoire (n=4). La courbe de décroissance de l'IS en fonction du temps d'écho était ajustée selon un modèle mono-exponentiel pour en déduire la valeur du T_2^* (Paravision, Bruker).

Pour tous les autres animaux (n=46), une ROI était tracée manuellement uniquement dans la tumeur (figure 21) pour calculer le T_2^* tumoral (figure 22). Cette procédure était répétée avant, après O_2 et après O_2CO_2. Trois T_2^* étaient obtenus :

- le T_2^* sous air ambiant : $T_2^*_{air}$
- le T_2^* sous hyper oxygénation 6l : $T_2^*_{O2}$
- le T_2^* sous carbogène 6l : $T_2^*_{O2CO2}$

Nous avons ensuite calculé le R_2^* tumoral = $1/T_2^*$.

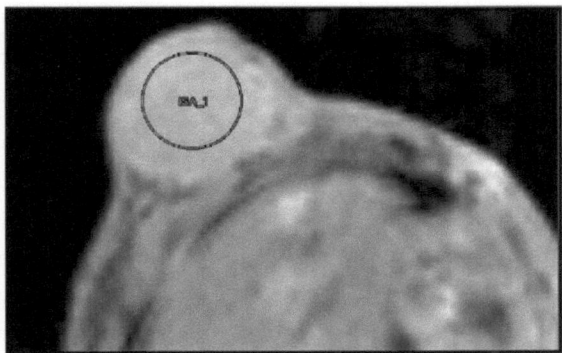

Figure 21 : Analyse d'image BOLD

La ROI (région d'intérêt) était tracée manuellement dans la tumeur à J7 et J14 sur les trois séquences du protocole BOLD (sous air, sous O_2 et sous carbogène).

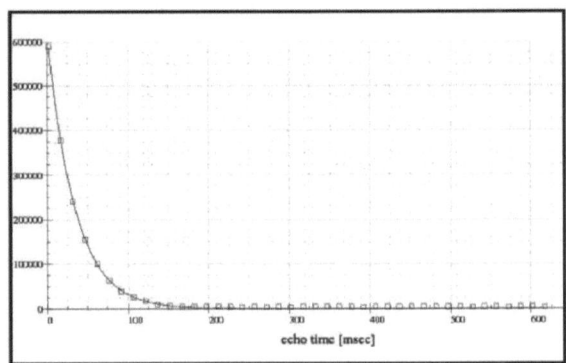

Figure 22 : Calcul du T_2^*

L'intensité de signal à chaque temps d'écho (TE) était mesurée dans la ROI tracée dans la tumeur. La courbe de décroissance de l'IS en fonction du TE ajustée selon un modèle mono- exponentiel permettait de calculer le T_2^* selon la formule $y = A + Ce^{-(TE/T_2^*)}$.

L'ensemble des paramètres calculés était (tableau 5) :
- $R_2^*{}_{air}$ à J7 et J14
- delta $R_2^*{}_{O2}$ (effet O_2) à J7 et J14 = $[(R_2^*{}_{O2} - R_2^*{}_{air})/R_2^*{}_{air}] \times 100$ (figure 23)
- delta $R_2^*{}_{O2CO2}$ (effet carbogène) à J7 et J14 = $[(R_2^*{}_{O2CO2} - R_2^*{}_{O2})/R_2^*{}_{O2}] \times 100$ [81]
- variations effet O_2 entre J7 et J14 = delta $R_2^*{}_{O2}$ J14 − delta $R_2^*{}_{O2}$ J7
- variations effet carbogène entre J7 et J14 = delta $R_2^*{}_{O2CO2}$ J14 − delta $R_2^*{}_{O2CO2}$ J7

SÉQUENCE	PARAMÈTRES MESURÉS	SIGNIFICATION
BOLD MGE	$R_2^*{}_{air}$	Etat oxygénation de base
	Delta $R_2^*{}_{O2}$ (effet O_2)	Vaisseau circulant
	Variations effet O_2 (J14/J7)	Modifications au cours de la croissance /effet du traitement
	Delta $R_2^*{}_{O2CO2}$ (effet carbogène)	Vaisseau mature
	Variations effet carbogène (J14/J7)	Modifications au cours de la croissance /effet du traitement

Tableau 5 : Imagerie fonctionnelle BOLD

Ce tableau résume les paramètres fonctionnels mesurés en imagerie BOLD et leur signification sur le plan physiologique.

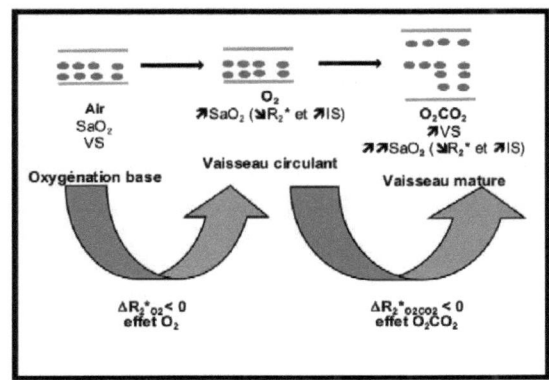

Figure 23 : Imagerie fonctionnelle BOLD

L'oxyHb est représentée par des ronds rouges et la déoxyHb par des ronds bleus. Ce schéma illustre la quantité de déoxyHb et le volume sanguin (VS) observés dans les vaisseaux à l'état de base (air), avec le challenge 1 (O_2) et le challenge 2 (carbogène, O_2CO_2). Les variations de la quantité de déoxyHb entraînent des modifications du R_2^* et d'intensité de signal (IS) sur les séquences BOLD.

L'hémoglobine est diamagnétique sous sa forme oxygénée et paramagnétique sous sa forme déoxygénée. Le signal du sang va donc varier en fonction du niveau d'oxygénation de l'hémoglobine sur les séquences BOLD. L'oxyHb diamagnétique ne modifie pas le signal alors que la déoxyHb paramagnétique diminue l'IS (diminue le T_2^*) et augmente le R_2^*.

L'apport d'oxygène (effet O_2 par hyper oxygénation) entraîne une augmentation du rapport oxyHb/déoxyHb donc une augmentation de l'IS et une diminution du R_2^*. Delta $R_2^*{}_{O2}$ (variations de $R_2^*{}_{O2}$ par rapport à $R_2^*{}_{air}$) devrait donc être négatif si le vaisseau est circulant.

L'apport de carbogène (effet O_2CO_2) devrait entraîner une vasodilatation et une augmentation du rapport oxyHb/déoxyHb uniquement si le vaisseau possède des cellules murales contractiles. Delta $R_2^*{}_{O2CO2}$ (variations de $R_2^*{}_{O2CO2}$ par rapport à $R_2^*{}_{O2}$) devrait donc être négatif uniquement si le vaisseau est mature [82] [81].

3. Résultats

Nous observions bien une diminution du R_2*_{O2} par rapport au R_2*_{air} au niveau du foie. Ces résultats confirmaient donc la diminution de la quantité de déoxyHb hépatique par l'hyper oxygénation et donc l'efficacité de la méthode au niveau de notre organe de référence (foie).

Le test de Kruskal-Wallis ne montrait pas de différence significative à J7 entre les 3 groupes pour l'ensemble des paramètres mesurés en BOLD ce qui permettait de faire des comparaisons statistiques inter- et intra groupes (tableau 6).

Les valeurs sont exprimées par la médiane et l'IQR. Elles ont été comparées grâce au test de Wilcoxon apparié ou non.

	Contrôle		PBS		CM	
	J7	J14	J7	J14	J7	J14
$R_2^*{}_{air}$ (s^{-1})	0.074 [0.050;0.089]	**0.056 **** [0.040;0.066]	0.067 [0.061;0.099]	0.062 [0.049;0.079]	0.080 [0.062;0.100]	**0.068 *** [0.058;0.088]
Delta $R_2^*{}_{O2}$ (%)	5.97 [-4.14;9.62]	2.68 [-2.21;10.22]	4.76 [-3.34;11.59]	8.86 [2.54;17.18]	6.18 [-1.14;11.27]	8.87 [-1.22;14.14]
Delta $R_2^*{}_{O2CO2}$ (%)	-2.35 [-6.02;-0.47]	**0.10 **** [-3.51;7.19]	-4.62 [-8.01;1.77]	-1.75 [-7.26;1.74]	0.52 [-6.94;5.42]	0.12 [-2.52;5.30]

Tableau 6 : Résultats paramètres BOLD

Ce tableau résume les résultats obtenus pour les paramètres calculés en BOLD.
Les valeurs sont représentées par les médianes et [IQR].
Delta $R_2^*{}_{O2} = [(R_2^*{}_{O2} - R_2^*{}_{air})/R_2^*{}_{air}] \times 100$
Delta $R_2^*{}_{O2CO2} = [(R_2^*{}_{O2CO2} - R_2^*{}_{O2})/R_2^*{}_{O2}] \times 100$
Les différences inter-groupes (Contrôle vs PBS vs CM) significatives sont marquées par un astérisque (*).
Les différences significatives intra groupes (J7 vs J14) sont marquées par 2 astérisques (**).

En ce qui concerne l'état d'oxygénation de base ($R_2^*{}_{air}$) :
- il y avait une différence significative à J14 entre les groupes « traité » (0.068 [0.058 ; 0.088]) et contrôle (0.056 [0.040 ; 0.066]) (p=0.03). Le $R_2^*{}_{air}$ était supérieur dans le groupe traité témoignant d'une quantité de déoxyHb plus importante.
- il y avait une diminution significative du $R_2^*{}_{air}$ entre J7 (0.074 [0.050 ; 0.089) et J14 (0.056 [0.040 ; 0.066]) dans le groupe contrôle (p=0.03) témoignant d'une diminution de la quantité de déoxyHb.

En ce qui concerne l'effet O_2 (delta $R_2^*{}_{O2}$) :
- il n'y avait pas de différence significative pour le delta $R_2^*{}_{O2}$ inter ou intra groupe.
- les variations d'effet O_2 entre J7 et J14 ne montraient pas de comportement distinctif entre les groupes.

En ce qui concerne la maturation vasculaire (delta $R_2^*{}_{O2CO2}$) :
- il y avait une augmentation significative des valeurs de delta $R_2^*{}_{O2CO2}$ entre J7 (-2.35 [-6.02 ; -0.47]) et J14 (0.10 [-3.51 ; 7.19]) dans le groupe contrôle (p=0.01) (figure 24).

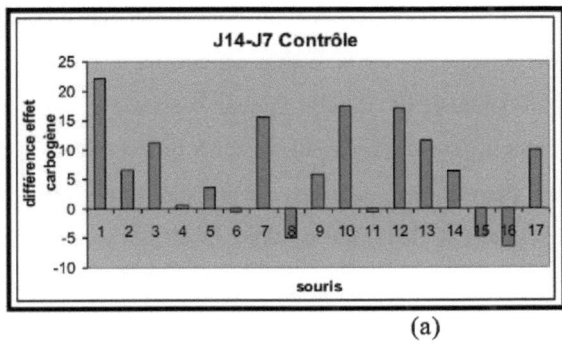

(a)

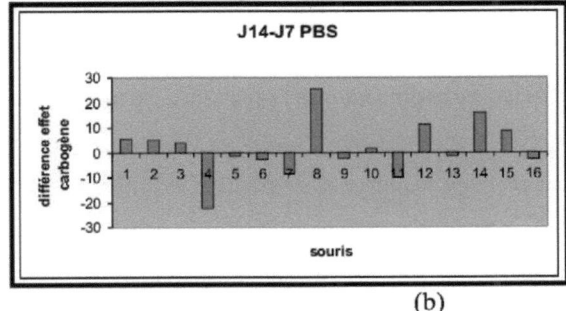

(b)

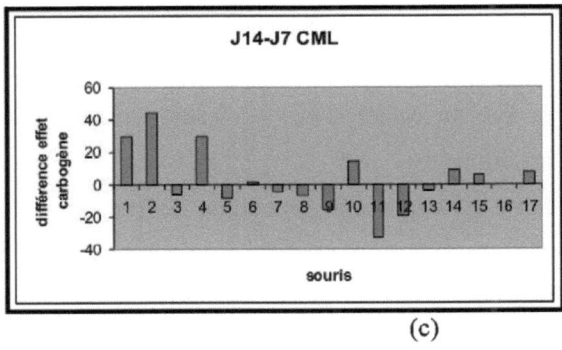

(c)

Figure 24 : Variations effet carbogène J14-J7

Ces graphiques représentent les différences d'effet carbogène entre J14 et J7 calculées pour chaque animal en fonction des groupes : a=contrôle, b=PBS, c=CM. La figure (a) montre l'augmentation des valeurs de delta $R_2^*O_2CO_2$ entre J14 et J7 dans le groupe contrôle.

B. IRM de diffusion

Cette technique permet d'évaluer les mouvements moléculaires des molécules d'eau. L'importance de la pondération de la séquence en diffusion dépend de la puissance des gradients de diffusion appliqués (facteur b). Plus le facteur b est élevé, plus la séquence est pondérée en diffusion mais plus le rapport signal sur bruit est faible.

Les images pondérées en diffusion peuvent être acquises en utilisant une séquence d'écho de spin ou de gradient modifiée par l'addition de deux gradients assurant la pondération en diffusion selon la technique décrite par Le Bihan [83]. Le signal observé sur la séquence de diffusion est donc le reflet du degré de mouvement des molécules d'eau. Moins les molécules d'eau sont mobiles, plus le signal est élevé. Ainsi un tissu tumoral très cellulaire aura un signal élevé [84].

L'ADC (Apparent Diffusion Coefficient) exprimé en mm^2/s peut être calculé à partir des séquences de diffusion. La manière la plus simple de calcul de l'ADC nécessite la réalisation d'au moins deux séquences : une séquence sans gradient de diffusion (b=0 s/mm^2) pondérée T2 et une séquence pondérée diffusion (exemple b=1000 s/mm^2) selon la formule : $S_b = S_0 \cdot e^{(-b\,ADC)}$ où S_b est l'intensité du signal après application des gradients de diffusion et S_0 est l'intensité du signal avant leur application.

Le concept IVIM (Intra Voxel Incoherent Motion) décrit par le Bihan [9] a mis en évidence que la décroissance du signal sur les séquences de diffusion semble plutôt suivre un modèle bi-exponentiel. Les molécules d'eau contenues dans le tissu peuvent donc être divisées en 2 compartiments :

- un compartiment vasculaire contenant une proportion de protons f se déplaçant selon la direction des structures capillaires dont le déplacement est estimé par D* (coefficient de « pseudo diffusion » ou perfusion) ;
- un compartiment extra vasculaire (cellulaire et interstitiel) contenant une proportion de protons (1-f) protons dont le déplacement est estimé par Dr (coefficient de diffusion restreinte).

Ces paramètres peuvent être calculés selon la formule :
$$Sb/S0 = (1-f)\,e^{(-b\,Dr)} + f\,e^{-b\,(Dr+D^*)}$$ [85] [86].

Pour échantillonner correctement la décroissance du signal selon ce modèle bi-exponentiel plusieurs valeurs de b doivent être appliquées. Cependant il n'existe pas de consensus dans la littérature en ce qui concerne le choix des valeurs de b.

1. Matériel et méthode

Les séances d'imagerie étaient réalisées à J7 et J14. Nous avons utilisé une séquence de diffusion multi b avec 20 valeurs de b (b=0-10-25-50-75-100-125-150-200-300-400-500-600-700-800-1000-1250-1500-1750 et 2000) appliquées dans les 3 directions de l'espace type écho planar EPI.

2. Analyse des données

Une ROI était tracée manuellement dans la tumeur et permettait d'obtenir la courbe de décroissance de l'IS en fonction des valeurs de b (figure 25).

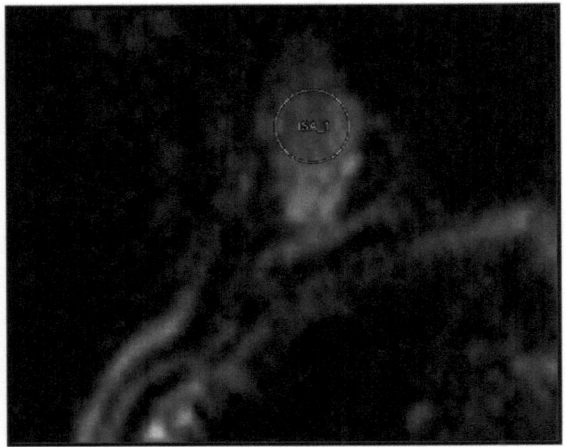

Figure 25 : Analyse d'image diffusion

Une ROI (région d'intérêt) était tracée dans la tumeur sur l'image obtenue avec b=0 puis automatiquement propagée sur l'ensemble de la séquence de diffusion.
Grâce au logiciel Paravision (Bruker) nous obtenions des valeurs d'intensité de signal en fonction des valeurs de b dans la tumeur.

Nous avons utilisé le logiciel développé dans le laboratoire (PhysioD3D) pour calculer plusieurs paramètres de diffusion (tableau 7) :

- ADC clinique : pente de décroissance du signal sur une échelle logarithmique entre 2b (b_{20} et b_{1500}) ;
- ADC mono : ajustement mono-exponentiel incluant tous les b (de b_{20} à b_{1500}) ;
- ADC pondéré perfusion : ajustement mono-exponentiel incluant tous les b faibles (de b_{20} à b_{200}) ;
- ADC pondéré diffusion : ajustement mono-exponentiel incluant tous les b élevés (de b_{500} à b_{1500}) ;
- f, Dr, D* : ajustement bi-exponentiel incluant tous les b (de b_{20} à b_{1500}) selon l'équation : $Sb/S0 = (1-f)\,e^{(-b\,Dr)} + f\,e^{-b\,(Dr+D^*)}$ [85] [86].

SÉQUENCE	PARAMÈTRES MESURÉS	MÉTHODE CALCUL	SIGNIFICATION
Diffusion	ADC « clinique » (b_{20}, b_{1500})	$S_b = S_0 e^{(-b\,ADC)}$	perfusion + diffusion
	ADC mono (b_{20}-b_{1500})	Ajustement mono-exponentiel	perfusion + diffusion
	ADC pondéré perfusion (b_{20}-b_{200})	$S_b = S_0 e^{(-b\,ADC)}$	perfusion
	ADC pondéré diffusion (b_{500}-b_{1500})		diffusion
	f	Ajustement bi-exponentiel	perfusion
	D*		perfusion
	Dr	$S_b/S_0 = (1-f)\, e^{(-b\,Dr)} + f\, e^{-b\,(Dr+D^*)}$	diffusion

Tableau 7 : Imagerie fonctionnelle en diffusion

Ce tableau résume les paramètres fonctionnels mesurés en imagerie de diffusion et leur signification sur le plan physiologique.

Pour pouvoir calculer les différents paramètres de cette équation bi-exponentielle, nous avons implémenté de nouvelles fonctions dans le logiciel PhysioD3D ; les paramètres étaient obtenus en plusieurs étapes [87] (figure 26) :

- réalisation d'un ajustement mono-exponentiel sur les données obtenues avec des b élevés (entre b_{500} et b_{1500}) pour déterminer Dr et S_{high} selon l'équation $S_b = S_{high}\, e^{-bDr}$

Shigh correspondait à l'ordonnée à l'origine si seuls les b élevés étaient pris en compte. Les valeurs > 1500 n'ont pas été prises en compte car le bruit dans l'image était trop important.

- réalisation d'un ajustement mono-exponentiel sur les données obtenues avec des b faibles (entre b_{20} et b_{200}) pour extrapoler S_0. S_0 correspondait à l'ordonnée à l'origine si seuls les b faibles étaient pris en compte. Les valeurs de b très faibles (< 20) n'étaient pas prises en compte car elles étaient polluées par l'effet cross term (mélange du gradient de diffusion et du gradient de lecture) qui était majeur à 4.7 T. Cela se traduisait par des valeurs de b toujours supérieures à 0 (de l'ordre de $1 s/mm^2$) et des valeurs de b différentes dans les 3 directions de l'espace notamment pour les b très faibles <20.
- estimation de f selon l'équation $f = (S_0 - S_{high})/S_0$.
- les valeurs obtenues au cours de ces différentes étapes nous servaient pour initialiser l' ajustement bi-exponentiel complet en posant pour hypothèse que $D^* = 10 \times Dr$ [9] [87] et que les valeurs recherchées se situaient autour de +/- 20% des valeurs d'initialisation.

Cette méthode a été testée sur des modèles tumoraux différents chez la souris et dans un modèle de retard de croissance intra utérin chez le rat pour s'assurer de la reproductibilité des résultats.

Les valeurs sont exprimées par la médiane et l'IQR. Elles ont été comparées grâce au test de Wilcoxon apparié ou non.

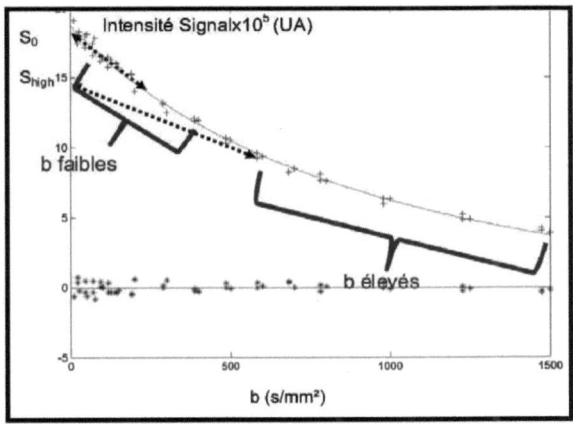

Figure 26 : Modélisation du signal selon le principe IVIM

Ce schéma illustre le calcul en plusieurs étapes des paramètres de l'équation selon le principe IVIM (Intra Voxel Incoherent Motion) : $Sb/S0 = (1-f) e^{(-b\ Dr)} + f e^{-b\ (Dr+D^*)}$ [85] [86], avec f la proportion de protons contenus dans le réseau capillaire se déplaçant selon un coefficient de « pseudo diffusion» (ou perfusion), D* et (1-f) la proportion de protons de l'eau contenus dans le milieu extra vasculaire (cellulaire et interstitiel) se déplaçant selon le coefficient de diffusion restreinte Dr.

3. Résultats

Le test de Kruskal-Wallis montrait une différence significative à J7 entre les groupes pour les paramètres ADC clinique et ADC mono ce qui ne permettait de faire que des comparaisons statistiques intra-groupe pour ces paramètres. Par contre, nous pouvions faire des comparaisons statistiques inter- et intra-groupes pour les autres paramètres mesurés en diffusion (tableau 8).

	Contrôle		PBS		CM	
	J7	J14	J7	J14	J7	J14
ADC clinique (x10^{-3}) mm²/s	0.64 [0.58;0.75]	0.70 [0.63;0.81]	0.76 [0.61;0.99]	0.68 [0.62;0.91]	0.81 [0.74;1.05]	0.82 [0.69;0.88]
ADC mono (x10^{-3}) mm²/s	0.73 [0.63;0.89]	0.66 [0.61;0.76]	0.81 [0.70;0.93]	0.72 [0.66;0.91]	0.85 [0.77;0.97]	**0.75**** [0.66;0.81]
ADC pondéré perfusion (x10^{-3}) mm²/s	0.83 [0.61;1.16]	0.71 [0.57;0.92]	0.97 [0.85;1.25]	0.93 [0.68;1.08]	0.98 [0.81;1.18]	0.80 [0.68;0.88]
ADC pondéré diffusion (x10^{-3}) mm²/s	0.71 [0.56;0.75]	0.61 [0.55;0.69]	0.65 [0.57;0.78]	0.67 [0.54;0.75]	0.73 [0.63;0.82]	0.65 [0.58;0.67]
f (%)	5.01 [1.09;11.20]	6.87 [3.52;8.14]	9.79 [3.40;15.50]	9.23 [5.05;12.40]	17.22 [5.58;22.23]	6.38 [1.43;17.61]
Dr (x10^{-3}) mm²/s	0.72 [0.55;0.76]	0.60 [0.55;0.66]	0.64 [0.61;0.77]	0.67 [0.55;0.76]	0.73 [0.61;0.77]	0.61 [0.56;0.67]
D*	5.84 [2.11;18.26]	**2.17**** [1.78;2.52]	3.28 [3.05;5.62]	4.25 [2.93;5.43]	2.62 [1.97;3.23]	1.99 [1.88;5.26]

Tableau 8 : Résultats imagerie de diffusion

Ce tableau résume les paramètres mesurés en diffusion grâce au logiciel PhysioD3D. Les valeurs sont représentées par les médianes et [IQR]. Les différences significatives intra groupe sont marquées par 2 astérisques (**).

En ce qui concerne l'association **perfusion + diffusion** :
- il y avait une diminution significative pour ADC mono dans le groupe CM entre J7 (0.85 [0.77 ; 0.97]) et J14 (0.75 [0.66 ; 0.81]) (p=0.02).

En ce qui concerne la **perfusion** :
- il y avait une diminution significative pour D* dans le groupe contrôle entre J7 (5.84 [2.11 ; 18.26]) et J14 (J14 : 2.17 [1.78 ; 2.52]) (p=0.03).

En ce qui concerne la **diffusion** :

- il y avait une diminution à la limite de la significativité entre J7 (0.73 [0.63 ; 0.82]) et J14 (0.65 [0.58 ; 0.67]) dans le groupe CM pour ADC pondéré diffusion (p=0.09).
- il y avait une diminution à la limite de la significativité entre J7 (0.72 [0.55 ; 0.76]) et J14 (0.60 [0.55 ; 0.66]) dans le groupe contrôle pour Dr (p=0.06).

C. Imagerie fonctionnelle en vidéomicroscopie de fluorescence

Pour l'étude fonctionnelle des vaisseaux en vidéomicroscopie de fluorescence, nous avons utilisé la méthodologie développée dans les études préliminaires sur les différents types de capillaire (muscle, mésentère et tumeur) et sur le modèle de perméabilité capillaire (choc anaphylactique).

1. Matériel et méthode

Les séances d'imagerie étaient réalisées uniquement à J14. Une injection intra veineuse de 300 mg/kg de FITC dextran 70 kDa dilué dans 100 µl était administrée par voie jugulaire pour positionner la sonde laser au niveau d'une zone vasculaire tumorale. Une acquisition de 10 images était réalisée pour constituer une ligne de base. Ensuite nous injections une demi-dose de FITC dextran en bolus par voie jugulaire avec acquisition d'une image/s durant 20 minutes pour à la fois limiter l'effet de « bleaching » et étudier la perméabilité capillaire. Le début de la 2ème injection correspondait à T_0.

2. Analyse des données

Une région d'intérêt globale sur toute l'image (ROI tissu) comprenant les capillaires et l'interstitium était tracée manuellement sur la première image puis propagée automatiquement à l'ensemble des images du film vidéo. Nous obtenions ainsi des courbes de cinétique de rehaussement en fonction du temps. L'objectif était de visualiser les anomalies morphologiques de la microcirculation et une fuite interstitielle élevée caractérisant les capillaires tumoraux. Le passage de l'agent de contraste fluorescent dans l'interstitium devait se traduire, comme dans le modèle de choc anaphylactique, par une augmentation d'intensité de signal (IS) globale de l'image.

Nous avons mesuré l'IS dans trois capillaires (IS_{cap}) et dans trois zones d'interstitium adjacent (IS_{int}) à T_0 et à 5 minutes et calculé « l'index leakage » ($[IS_{int}/IS_{cap}]$ x100) [57] [58]. Nous avons aussi comparé l'IS à 5 minutes d'observation et à T_0 : $[(IS_{T5mn}-IS_{T0})/IS_{T0}]$ x 100 dans le capillaire.

Ce délai de 5 minutes a été choisi pour avoir une intensité de signal suffisante pour réaliser des mesures fiables malgré la perte de signal dû au phénomène de « bleaching », mais avec un délai suffisant pour qu'une éventuelle fuite interstitielle soit détectable.

Les valeurs « d'index leakage » et de variations d'IS sont exprimées par la médiane et l'IQR. Elles ont été comparées grâce au test de Wilcoxon non apparié.

3. Résultats

Les courbes d'IS en fonction du temps avaient le même profil quel que soit le groupe (figure 27) avec notamment une chute importante globale de l'IS due au « bleaching » c'est-à-dire à la destruction de la fluorescence.

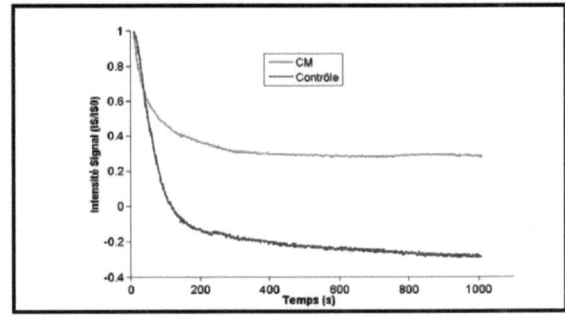

Figure 27 : Cinétiques de rehaussement souris contrôle et traitée

Cinétiques de rehaussement en fonction du temps obtenue à J14 dans une ROI tumorale globale (ROI tissu) des groupes contrôle et cellule murale (CM) après injection de FITC dextran 70 kDa. L'IS diminue rapidement dans les 2 groupes à cause du phénomène de « bleaching » mais persiste plus longtemps dans le groupe « traité » (CM).
La fuite interstitielle n'est pas détectable visuellement, mais est détectée par le calcul de « l'index leakage ».

Le calcul de « l'index leakage » à T_0 ne montrait pas de différence entre les groupes. Par contre, à 5 minutes il y avait une différence significative entre le groupe contrôle (30.2% [20.5 ; 33.9]) et CM (7.96% [6.9 ; 9.1]) (p=0.009). La fuite interstitielle était bien supérieure dans le groupe contrôle même si elle ne se traduisait pas par une remontée de l'IS sur les cinétiques de rehaussement comme dans le modèle du choc anaphylactique.

L'IS augmentait dans les capillaires entre T_0 et T_{5mn} de manière significative dans le groupe avec CM (59.1% [33.1; 80.8]) par rapport aux groupes contrôle (-40.1% [-50.2 ;-32.4]) et PBS (-45.5% [-74.6 ; 25.8]) (p=0.04) (tableau 9).

	Contrôle	PBS	CM
Index Leakage T_{5mn} (%)	**30.25***	4.4	7.9
	[20.5 ; 33.9]	[2.8 ; 30.7]	[6.9 ; 9.1]
Variation Intensité Signal T_{5mn} vs T_0 (%)	-40.1	-45.5	**59.1***
	[-50.2 ; -32.4])	[-74.6 ; 25.8]	[33.1; 80.8]

Tableau 9 : « Index leakage » et Variation intensité de signal capillaire

Ce tableau résume les résultats de « l'index leakage » calculé à 5 minutes d'observation selon la formule ($[IS_{int}/IS_{cap}]$ x100) et la variation d'intensité de signal entre T_{5mn} et T_0 calculée selon la formule $[(IS_{T5mn}-IS_{T0})/IS_{T0}]$ x 100 dans les 3 groupes.

Les valeurs sont représentées par la médiane et [IQR].

« L'index leakage » (donc la fuite interstitielle) était supérieur dans le groupe contrôle.

Nous observons une chute de l'intensité de signal à 5 minutes dans le groupe contrôle et PBS.

Les différences significatives inter-groupes sont représentées par un astérisque (*).

X. Discussion des Résultats

Les cellules murales sont des cellules musculaires vasculaires qui interagissent avec les cellules endothéliales et participent à la stabilité des vaisseaux et à leurs propriétés fonctionnelles [88]. Ces cellules sont encore peu connues mais pourraient constituer une cible de choix dans le traitement anti-angiogénique des tumeurs.

Ce travail de thèse avait pour but d'étudier l'effet « thérapeutique » de l'injection *in situ* de cellules murales sur des critères morphologiques et fonctionnels d'un modèle tumoral chez la souris. L'étude en imagerie a été faite à l'échelle macroscopique (IRM) et microscopique (Vidéomicroscopie de fluorescence).

Sur le plan morphologique, l'effet biologique des cellules murales s'est traduit par un ralentissement de la croissance tumorale dans le groupe traité.

Sur le plan fonctionnel, les différences significatives mises en évidence concernaient surtout le groupe contrôle qui représentait l'évolution naturelle de notre modèle tumoral. Ainsi dans ce groupe, la croissance tumorale s'accompagnait :

- d'une diminution de l'hémodynamique circulatoire (« perfusion »)
    - diminution de la composante de perfusion en IRM de diffusion IVIM
    - diminution de la densité microvasculaire circulante mesurée en IRM et vidéomicroscopie
    - diminution du volume sanguin circulant en IRM BOLD
- d'une perte de la maturation vasculaire (diminution de la capacité de répondre au carbogène en IRM BOLD)
- d'une fuite interstitielle supérieure au groupe traité (vidéomicroscopie de fluorescence) (tableau 10).

Ainsi, comparativement, la présence de cellules murales semblait interrompre ou ralentir cette évolution naturelle.

Paramètre Mesuré	Méthode de mesure	Tumeur non traitée (Évolution naturelle)	Tumeur traitée (Thérapie cellulaire)
Croissance tumorale	Pied à coulisse / IRM T2	Contrôle > Traitée	
Cellularité	IRM diffusion	↑	↑
Densité de vaisseaux circulants	IRM Vidéomicroscopie	Contrôle < Traitée	
Volume sanguin circulant	BOLD $R_2^*{}_{air}$	↓↓	↓
Maturation vasculaire	BOLD $deltaR_2^*{}_{O2CO2}$	↓	→
Perfusion	IRM IVIM	↓	→
Perméabilité capillaire	Vidéomicroscopie	Contrôle > Traitée	

Tableau 10 : Résumé des résultats

Ce tableau résume les résultats obtenus en imagerie macroscopique (IRM) et microscopique (vidéomicroscopie de fluorescence) pour l'évolution naturelle du modèle tumoral (tumeur non traitée) et après thérapie cellulaire par injection de cellules murales (tumeur traitée).

A. Effet de la thérapie cellulaire sur la croissance tumorale

L'évolution de la taille tumorale (grand axe) était mesurée avec un pied à coulisse et en IRM jusqu'à J14. L'efficacité thérapeutique des cellules murales a été confirmée et s'est traduit par un ralentissement précoce de la croissance tumorale avec les deux méthodes de mesure. Ainsi, les tumeurs du groupe « traité » avaient une taille significativement inférieure à celles du groupe contrôle et du groupe PBS dès le 3ème jour après l'injection des cellules murales (J10). Ces résultats sont en accord avec les données de la littérature [39] [89] avaient déjà démontré l'effet des cellules murales sur la croissance tumorale. L'utilisation d'un groupe « contrôle négatif » (PBS) nous a permis de vérifier que c'étaient bien les cellules murales injectées qui expliquaient l'effet biologique et non pas l'injection seule.

Pour certains autres paramètres mesurés (cf ci-dessus), les résultats obtenus dans le groupe PBS étaient différents de ceux du groupe contrôle. Au vu du comportement identique des deux groupes pour la croissance tumorale (effet thérapeutique), nous avons considéré que ces différences pouvaient être expliquées par des variabilités statistiques dues au hasard et par la petite taille des échantillons plutôt que par des différences réelles inter-groupes. Par conséquent, nous n'avons pas pu regrouper les résultats du groupe contrôle et PBS, ce qui aurait pu augmenter notre puissance statistique.

B. Effet de la thérapie cellulaire sur la quantité de vaisseaux

Le gold standard pour la quantification de l'angiogenèse en pratique clinique, est la mesure de la densité microvasculaire (MVD) sur coupe histologique. La première technique de quantification de l'angiogenèse a été décrite dans les années 70 [90] puis d'autres méthodes ont été développées. Il s'agit d'une technique invasive qui nécessite un prélèvement tissulaire, ne reflète qu'une zone de la tumeur et ne différencie pas les vaisseaux circulants ou non.

Dans cette étude nous avons montré qu'il était possible de quantifier les vaisseaux par des techniques d'imagerie non invasive comme l'IRM ou la vidéomicroscopie. Les densités microvasculaires obtenues en imagerie étaient supérieures dans le groupe traité par rapport au groupe contrôle. Cependant, l'imagerie apporte une information supplémentaire par rapport à l'histologie en ce qui concerne le caractère circulant c'est-à-dire « fonctionnel » des microvaisseaux.

Ceci pourrait être en faveur de la théorie de la « normalisation vasculaire » par les cellules murales. En effet, dans l'angiogenèse tumorale la couverture par les cellules murales est faible ce qui entraîne des anomalies des anomalies de la régulation et de l'hémodynamique microcirculatoire (défaut de perfusion, diminution du nombre de vaisseaux circulants). Il est possible que les cellules murales injectées aient eu un effet stabilisateur des microvaisseaux tumoraux et les aient rendus « mieux circulants » que ceux des tumeurs contrôles. La mesure effectuée en histologie n'a pas montré de différence entre les deux groupes possiblement parce que cette technique ne fait pas la distinction entre les vaisseaux circulants ou non.

Les valeurs de la densité microvasculaire étaient différentes, avec un rapport de 10 pour la vidéomicroscopie par rapport à l'IRM. Cependant ce n'étaient pas les mêmes microvaisseaux qui étaient comptabilisés dans les deux types d'imagerie. Le système de vidéomicroscopie ne permettait de visualiser que les vaisseaux périphériques de la tumeur car la zone d'observation se situait à 100 µm de la sonde laser et sur 70 µm d'épaisseur ; par contre sa résolution spatiale était du même ordre que la taille du capillaire et sa sensibilité de détection élevée. En IRM haute résolution avec les séquences d'écho de gradient, les vaisseaux comptabilisés pouvaient être situés au centre ou à la périphérie de la tumeur. Il y avait tout de même une perte de signal dans la partie profonde de la tumeur due à la configuration de l'antenne ; par contre la résolution spatiale était de l'ordre de 50 µm² sur une épaisseur de 500 µm et la sensibilité de détection plus faible. Ces différences entre les deux techniques pouvaient expliquer que l'ordre de grandeur de la densité microvasculaire était supérieur en vidéomicroscopie par rapport à l'IRM (x 10) et que les différences entre les deux groupes contrôle et CM variaient dans le même sens mais n'étaient significatives qu'en vidéomicroscopie.

C. Effet de la thérapie cellulaire sur l'oxygénation tumorale

L'effet BOLD en IRM utilise la déoxyHb comme agent de contraste paramagnétique naturel responsable d'une augmentation du R_2^* (ou diminution du T_2^* et diminution de l'intensité de signal). Il est souvent considéré que le R_2^* représente l'hypoxie tumorale, cependant celle-ci correspondrait en fait théoriquement à la pression en O_2 tissulaire, et non à la saturation en oxygène sanguine dans les capillaires. De plus, la signification du R_2^* et de ses variations [91] est complexe et fait intervenir de manière intriquée plusieurs variables (flux sanguin, volume sanguin, en plus de la saturation en oxygène de l'hémoglobine SaO_2). L'interprétation des variations en BOLD doit donc être prudente et corrélée si possible à d'autres méthodes d'imagerie fonctionnelle. Ceci explique que les résultats obtenus dans la littérature soient variables selon les équipes [92] [93] et selon les modèles tumoraux.

En effet, la quantité absolue de déoxyHb présente dans le voxel peut varier pour deux raisons :

1) un changement du taux de saturation de l'hémoglobine en oxygène, que l'on peut faire varier par la mise sous O_2 pur (hyperoxie) de l'animal ;

2) un changement de volume sanguin que l'on peut faire varier par la mise sous carbogène (mélange O_2CO_2) de l'animal si le vaisseau est mature et peut donc se vasodilater.

Ainsi, des hypothèses peuvent être faites sur les phénomènes physiologiques sous-jacents aux paramètres mesurés dans notre étude :

- le R_2^* sous air reflète la quantité de déoxyHb, donc l'état d'oxygénation de base d'un tissu (comprenant SaO_2, flux et volume sanguins). Les variations du $R_2^*_{air}$ peuvent donc être dues à des différences de SaO_2 (hypoxie) ou de volume sanguin et un R_2^* élevé signifie une quantité élevée de déoxyHb

- les variations de R_2^* sous O_2 pur (delta $R_2^*_{O2}$) devraient être négatives si le vaisseau est circulant c'est-à-dire capable de transporter l'oxygène, et si une vasoconstriction ne survient pas en réponse à l'hyperoxie

- les variations de R_2^* sous carbogène (delta $R_2^*{}_{O2CO2}$) devraient être négatives si le vaisseau est capable de se vasodilater en réponse au CO_2 (potentialisant l'effet de l'O_2 qui augmente la SaO_2) reflétant ainsi l'état de maturation vasculaire du tissu.

Dans notre étude, le $R_2^*{}_{air}$ (donc la quantité de déoxyHb) diminuait dans les deux groupes entre J14 et J7 mais les valeurs restaient supérieures dans le groupe traité à J14. Cela pouvait signifier une diminution soit du niveau d'hypoxie soit du volume sanguin avec la croissance tumorale. Habituellement l'hypoxie augmente dans les tumeurs avec la croissance tumorale. Notre hypothèse serait donc plutôt une diminution du volume sanguin « circulant » avec la croissance tumorale. L'incorporation des cellules murales stabiliserait les vaisseaux et les rendrait plus circulants ce qui pourrait expliquer un « volume sanguin circulant » plus important dans le groupe traité. Dans un modèle de carcinome mammaire chez le rat, McPhail montrait que le R_2^* de base était corrélé au volume sanguin fonctionnel [92].

La séquence BOLD utilisée était bien sensible à l'apport d'oxygène tissulaire puisque les delta $R_2^*{}_{O2}$ étaient négatifs dans le foie (organe de référence). Par contre dans la tumeur, les valeurs médianes de delta $R_2^*{}_{O2}$ n'étaient pas négatives quel que soit le groupe ce qui a été un résultat difficile à interpréter. Il faut savoir que les variations de signal attendues en BOLD sont faibles, de l'ordre de 1 à 5% ce qui peut gêner la démonstration d'une différence entre deux états. De plus l'oxygénation à haut débit peut entraîner une vasoconstriction et donc diminuer paradoxalement la quantité d'oxygène transporté. Le foie est un organe central richement vascularisé qui a un apport sanguin (donc en O_2) prioritaire dans l'organisme de la souris. Par contre, une tumeur implantée en sous cutané possède un réseau vasculaire terminal avec des capillaires anormaux donc un apport sanguin (et donc en O_2) inférieur à l'état de base, qui serait encore diminué par la vasoconstriction entraînée par l'hyperoxie importante. L'utilisation de l'O_2 comme challenge en pathologie tumorale semble donc limitée.

En ce qui concerne l'effet du carbogène, nous avons observé que la valeur médiane des delta $R_2^*{}_{O2CO2}$ était négative à J7 et devenait positive à J14 dans le groupe contrôle, reflétant une perte de la capacité à répondre au carbogène et donc à se vasodilater dans ce groupe. La réponse au carbogène restait globalement stable entre J7 et J14 dans le groupe traité. Notre hypothèse serait que les cellules murales ont permis de stabiliser la paroi vasculaire et d'assurer un état de maturation suffisant pour répondre au carbogène, contrairement aux tumeurs non traitées dont les vaisseaux ont perdu leur maturation au cours de l'évolution tumorale.

D. Effet de la thérapie cellulaire sur la cellularité et la perfusion tumorale

L'ADC « clinique » utilisé en pratique pour étudier les modifications tumorales sous traitement représente un mélange de perfusion et de diffusion. Il s'agit d'un paramètre simple à calculer mais dont l'utilisation est limitée par sa variabilité au sein d'une même population qui rend les comparaisons entre deux états difficile.

Nous avons développé une méthode de calcul d'un paramètre « ADC mono » qui est un équivalent d'ADC « clinique » mais dont le calcul utilise l'ensemble des valeurs de b et non pas deux valeurs uniquement. L'objectif était de voir si le choix d'un plus grand nombre de b permettait d'obtenir un paramètre plus robuste. Contrairement à l'ADC « clinique » dont les valeurs étaient variables au sein d'une même population nous avons bien observé une diminution des valeurs entre J7 et J14 quel que soit le groupe ce qui était concordant avec les autres résultats reflétant la diffusion restreinte.

La méthode d'analyse en IRM de diffusion IVIM [9] [85] avec acquisition multi-b développée dans notre laboratoire permettait de distinguer les composantes de diffusion et de perfusion du tissu tumoral. Son développement a nécessité un important travail d'optimisation mathématique préalable et des tests sur des modèles animaux différents pour évaluer sa robustesse.

La composante de diffusion restreinte (mesurée par les deux paramètres ADC pondéré diffusion et Dr) reflétait la cellularité. Nous avons observé une diminution de ces deux paramètres entre J14 et J7 quel que soit le groupe. Ceci pourrait refléter une augmentation de la cellularité tumorale entre J7 et J14 que la tumeur ait été traitée ou non. Une des explications possibles à l'absence de différence entre les deux groupes est la courte période d'observation que nous avons choisie. Il est possible en effet qu'en 7 jours, la présence des cellules murales ait modifié les propriétés vasculaires de la tumeur, sans que ce soit suffisant pour observer des effets cytotoxiques indirects. En effet, la croissance tumorale était ralentie par la présence des CM, mais nous n'observions pas encore de régression tumorale, donc peut-être pas de destruction cellulaire.

Au contraire, la composante de perfusion tissulaire (D*) mesurée par IRM de diffusion a montré une diminution significative à J14 dans le groupe contrôle alors qu'elle restait stable dans le groupe traité. Ce résultat pourrait aussi être expliqué par l'hypothèse de « normalisation vasculaire » du traitement. En effet, les cellules murales ont un effet de stabilisation des structures vasculaires en association avec les cellules endothéliales. Elles sont nécessaires pour avoir des vaisseaux fonctionnels donc perfusés. Il est donc possible que les vaisseaux des tumeurs traitées par CM soient plus « efficaces », donc plus perfusés que ceux des tumeurs non traitées, ce qui explique les modifications observées à la fois en IRM de diffusion et en BOLD.

E. Effets de la thérapie cellulaire à l'échelle microscopique

Les techniques d'imagerie optique sont utilisées depuis les années 70 pour étudier l'angiogenèse à l'échelle microscopique. La microscopie confocale a notamment permis de définir la notion d'étude dynamique de la microcirculation [43].

Dans cette étude nous avons utilisé une technique développée plus récemment : la vidéomicroscopie de fluorescence fibrée. La première étape de notre travail a donc consisté à démontrer la capacité de la technique à distinguer morphologiquement les différents types de capillaires (normaux et tumoraux). Nous avons ensuite optimisé l'acquisition, le choix et l'injection de l'agent de contraste. Dans un premier article publié [48], nous avons montré que la méthode de modélisation compartimentale utilisée n'avait pas permis de quantifier les paramètres de la microcirculation.

La quantification en imagerie optique est un phénomène complexe et rend difficile une quantification absolue. Dans notre deuxième étude sur le choc anaphylactique, nous avons donc utilisé un paramètre semi quantitatif, « l'index leakage », qui reflète la perméabilité capillaire en mesurant l'intensité de signal dans le capillaire et dans l'interstitium adjacent. Les valeurs de « l'index leakage » étaient variables au sein du tissu pour un même animal à cause de l'hétérogénéité de la fuite interstitielle mais la différence de perméabilité entre les groupes contrôle et anaphylactique était de l'ordre de 10. « L'index leakage » était aussi inversement corrélé à la chute de la pression artérielle ce qui confirmait notre hypothèse principale du rôle important joué par la fuite interstitielle dans la gravité du choc anaphylactique.

Après cette mise point, la méthodologie d'acquisition et de quantification a été appliquée à notre modèle de thérapie tumorale par les cellules murales. En effet, les vaisseaux tumoraux qui possèdent une couverture insuffisante par les cellules murales sont caractérisés par une perméabilité capillaire augmentée. Ainsi, on s'attendait à voir une perméabilité plus élevée dans les tumeurs non traitées que dans celles traitées par cellules murales. En effet, les tumeurs contrôles, avaient un « index leakage » supérieur (donc une perméabilité capillaire plus élevée) aux tumeurs traitées par l'injection de cellules murales. La fuite interstitielle était donc bien diminuée par l'injection des cellules murales.

Nous avons aussi mis en évidence des différences d'hémodynamique de la microcirculation à l'échelle microscopique avec la persistance de l'intensité de signal de l'agent de contraste circulant à 20 minutes dans le groupe des tumeurs traitées par rapport aux tumeurs contrôles. Ce résultat peut être expliqué par une meilleure perfusion des tumeurs traitées. En effet, dans les tumeurs non traitées, il y avait une importante chute de signal au cours du temps dans les capillaires liées au phénomène de « bleaching ». Il s'agit de l'« épuisement » de la fluorescence des molécules qui sont stimulées longtemps par le laser. On peut donc imaginer que, dans les tumeurs traitées, il y avait un plus grand renouvellement des molécules d'agent de contraste fluorescent dans les vaisseaux, ce qui permettait de diminuer l'importance de ce phénomène de « bleaching ». Ces résultats sont en accord avec la mesure de la perfusion en IRM de diffusion (D*) qui diminuait dans le groupe contrôle mais restait stable dans le groupe traité entre J7 et J14.

A l'échelle microscopique comme en IRM, la perfusion était donc supérieure dans le groupe traité car les cellules murales en interaction avec les cellules endothéliales stabilisaient le vaisseau pour le rendre plus fonctionnel donc plus perfusé.

XI. Limites

Nous avons réussi à réunir des méthodes d'imagerie avec des échelles d'étude différentes (microscopie et macroscopie) et à mesurer des paramètres fonctionnels physiologiquement différents dans un même travail. Il s'agit bien sûr d'un travail préliminaire pré clinique chez l'animal mais qui montre le rôle que peut jouer l'imagerie pour mieux comprendre et mieux évaluer les anomalies de l'angiogenèse tumorale.

L'ensemble de nos données convergent vers un effet thérapeutique des cellules murales qui se traduisait par un ralentissement de la croissance tumorale et des modifications des paramètres fonctionnels de la microcirculation. L'analyse des données de ces techniques d'imagerie est complexe mais nous avons associé plusieurs d'entre elles pour conforter nos résultats qui tendent vers une perte de la « fonctionnalité » vasculaire au cours de la croissance tumorale (dans le groupe contrôle), qui serait en partie maîtrisée par l'adjonction de cellules murales (dans le groupe traité). L'utilisation d'un groupe contrôle négatif avec injection de PBS nous a permis de démontrer que l'injection seule du milieu de suspension des cellules n'avait pas d'effet significatif sur la croissance tumorale. Par contre nous n'avons pas testé d'autres types cellulaires pour vérifier que l'effet « thérapeutique » était spécifique aux cellules murales. La spécificité de ce type cellulaire a cependant été déjà démontrée dans d'autres modèles tumoraux [94].

En imagerie cellulaire, nous avons confirmé la présence des particules magnétiques au sein de la tumeur en IRM alors que les cellules murales marquées avaient été injectées 7 jours auparavant en péri-tumoral. La localisation centrale des cellules murales au 14ème jour pourrait expliquer que nous n'ayons pas pu les visualiser en vidéomicroscopie. En effet, la sonde laser du système ne permettait d'observer que la périphérie tumorale (focale de travail à 100 microns de profondeur et sur 70 microns d'épaisseur) alors que l'antenne haute résolution en IRM permettait une vision globale de la tumeur.

En histologie, le marquage des cellules humaines par l'anticorps spécifique anti-lamin A/C était négatif dans le groupe traité par injection de cellules murales. Ces résultats ont deux interprétations possibles :
- le nombre de cellules ayant migré étant très faible, les coupes histologiques observées ne contenaient pas de cellules puisque les analyses effectuées ne concernaient qu'une partie de la tumeur alors que l'IRM permettait une étude globale.
- les cellules murales n'étaient plus présentes en intra-tumoral et ce sont les macrophages de l'hôte ayant phagocyté les particules magnétiques qui étaient visualisés. En effet dans d'autres modèles tumoraux il a été démontré que lors de la croissance tumorale les cellules murales migraient progressivement du centre vers la périphérie de la tumeur et dans les tissus environnants selon le gradient de développement de l'angiogenèse [94].

L'inhibition constatée de la croissance tumorale par les cellules murales pouvait être due à une interaction directe cellule-cellule avec les cellules endothéliales ou à un mécanisme paracrine par la sécrétion locale de cytokines comme cela a déjà été décrit en pathologie ischémique [95] [96] [32]. Foubert a montré que les cellules murales sécrètent de l'angiopoiétine 1 qui prévient l'apoptose des cellules endothéliales, favorise leur multiplication et leur migration. Il en résulte une efficacité supérieure dans le territoire ischémique de l'injection d'un mélange CE + CM par rapport à des CE seules.

La mesure de la densité microvasculaire (MVD) en histologie peut être réalisée avec plusieurs types d'immunomarquages spécifiques des cellules endothéliales. Dans notre étude nous avons utilisé l'anticorps anti CD31 cependant le CD34 semblerait plus sensible, reproductible et spécifique [97] [98].

Nous avons recherché la présence des cellules murales d'origine humaine dans la tumeur mais nous n'avons pas mesuré l'index de recouvrement péricytaire [99] par le double marquage anti CD34 (cellules endothéliales) et anti alpha SMA (cellules murales).

XII. Mise en perspective

Ce modèle de thérapie cellulaire est encore à l'état de « preuve de concept » mais comme dans le cas des greffes de moelle osseuse, des cellules progénitrices mésenchymateuses pourraient être théoriquement isolées chez un patient et injecter en intra tumoral. Des études cliniques ont déjà été conduites avec injection de cellules progénitrices endothéliales dans l'ischémie myocardique.

L'IRM de diffusion est de plus en plus appliquée pour le diagnostic et le suivi sous traitement des lésions tumorales. Cependant, l'ADC calculé en pratique clinique reste un paramètre simplifié car calculé avec seulement 2 gradients de diffusion b (ex : b_0 et b_{1000}). Dans notre étude, nous avons montré l'intérêt d'utiliser des séquences multi-b pour calculer ce que nous avons appelé « l'ADC mono » (mélange de perfusion et diffusion) qui est un paramètre plus robuste que l'ADC « clinique » et pour appliquer le principe IVIM qui permet de distinguer les composantes de perfusion et diffusion.

Certaines équipes commencent à utiliser plusieurs gradients de diffusion mais la méthode multi-b est encore limitée en pratique par la durée de la séquence qui augmente avec le nombre de b et par la difficulté du choix des b. En effet selon les tissus les valeurs de b optimales seront différentes et il n'existe pas de consensus.

L'IRM BOLD est appliquée en neuroradiologie pour visualiser une zone d'activation cérébrale lors de la réalisation d'une tâche qui fait varier la quantité de déoxyHb locale et donc le R_2^*. En pathologie tumorale, son utilisation est plus rare car pour faire varier la quantité de déoxyHb, un challenge doit être effectué (ex : inhalation de carbogène) pour comparer les deux états. Par contre, les mesures du R_2^*air sont faciles à obtenir mais doivent être interprétées avec précaution car elles ne reflètent pas directement l'état d'oxygénation tissulaire. Elles doivent être corrélées aux autres paramètres tumoraux comme le flux et volume sanguins.

Enfin, l'imagerie optique est une technique en pleine évolution mais qui reste pour l'instant surtout utilisée en recherche. Le système de vidéomicroscopie que nous avons utilisé est en cours de validation en clinique en pathologie vésicale et digestive pour analyser les lésions épithéliales et les comparer à l'histologie. La quantification en imagerie optique est complexe mais cette étude montre que des paramètres semi-quantitatifs peuvent être obtenus pour mesurer la perméabilité capillaire.

XIII. Conclusion

Nous avons montré un résultat biologique de notre thérapie cellulaire par injection des cellules murales dans la tumeur qui se traduisait par un ralentissement de la croissance tumorale.

Les résultats obtenus en imagerie fonctionnelle macroscopique (IRM) et microscopique (Vidéomicroscopie de fluorescence) sont concordants avec l'effet présumé stabilisateur et normalisateur vasculaire des cellules murales. En effet dans les tumeurs traitées nous avons observé une stabilité de l'hémodynamique microcirculatoire (perfusion en diffusion et vidéomicroscopie) et de la maturation (BOLD) malgré la croissance tumorale et une perméabilité capillaire diminuée (vidéomicroscopie) par rapport à l'évolution naturelle tumorale.

XIV. Bibliographie

1. Goh PP, Sze DM, Roufogalis BD: **Molecular and cellular regulators of cancer angiogenesis**. *Curr Cancer Drug Targets* 2007, **7**(8):743-758.
2. Staub NC: **The emerging role of the microcirculation in clinical medicine**. *J Lab Clin Med* 1981, **98**(3):311-322.
3. Palade GE: **Fine structure of blood capillaries**. In: *Jappl Physiol.* vol. 24; 1953: 1424.
4. Hayes DF, Miller K, Sledge G: **Angiogenesis as targeted breast cancer therapy**. *Breast* 2007, **16 Suppl 2**:S17-19.
5. Fournier LS, Cuenod CA, de Bazelaire C, Siauve N, Rosty C, Tran PL, Frija G, Clement O: **Early modifications of hepatic perfusion measured by functional CT in a rat model of hepatocellular carcinoma using a blood pool contrast agent**. *Eur Radiol* 2004, **14**(11):2125-2133.
6. Duffaud F, Therasse P: **[New guidelines to evaluate the response to treatment in solid tumors]**. *Bull Cancer* 2000, **87**(12):881-886.
7. Eisenhauer EA, Therasse P, Bogaerts J, Schwartz LH, Sargent D, Ford R, Dancey J, Arbuck S, Gwyther S, Mooney M et al: **New response evaluation criteria in solid tumours: revised RECIST guideline (version 1.1)**. *Eur J Cancer* 2009, **45**(2):228-247.
8. Tatum JL, Hoffman JM: **Role of imaging in clinical trials of antiangiogenesis therapy in oncology**. *Acad Radiol* 2000, **7**(10):798-799.
9. Le Bihan D, Breton E, Lallemand D, Aubin ML, Vignaud J, Laval-Jeantet M: **Separation of diffusion and perfusion in intravoxel incoherent motion MR imaging**. *Radiology* 1988, **168**(2):497-505.
10. Ejaz S, Chekarova I, Ejaz A, Sohail A, Lim CW: **Importance of pericytes and mechanisms of pericyte loss during diabetes retinopathy**. *Diabetes Obes Metab* 2008, **10**(1):53-63.
11. Harisinghani MG, Barentsz J, Hahn PF, Deserno WM, Tabatabaei S, van de Kaa CH, de la Rosette J, Weissleder R: **Noninvasive detection of clinically**

occult lymph-node metastases in prostate cancer. *N Engl J Med* 2003, **348**(25):2491-2499.

12. Papetti M, Herman IM: **Mechanisms of normal and tumor-derived angiogenesis**. *Am J Physiol Cell Physiol* 2002, **282**(5):C947-970.

13. Lindahl P, Johansson BR, Leveen P, Betsholtz C: **Pericyte loss and microaneurysm formation in PDGF-B-deficient mice**. *Science* 1997, **277**(5323):242-245.

14. Hirschi KK, Rohovsky SA, D'Amore PA: **Cell-cell interactions in vessel assembly: a model for the fundamentals of vascular remodelling**. *Transpl Immunol* 1997, **5**(3):177-178.

15. Leung DW, Cachianes G, Kuang WJ, Goeddel DV, Ferrara N: **Vascular endothelial growth factor is a secreted angiogenic mitogen**. *Science* 1989, **246**(4935):1306-1309.

16. Shweiki D, Itin A, Soffer D, Keshet E: **Vascular endothelial growth factor induced by hypoxia may mediate hypoxia-initiated angiogenesis**. *Nature* 1992, **359**(6398):843-845.

17. Folkman J: **Tumor angiogenesis: therapeutic implications**. *N Engl J Med* 1971, **285**(21):1182-1186.

18. Folkman J, Shing Y: **Angiogenesis**. *J Biol Chem* 1992, **267**(16):10931-10934.

19. Hashizume H, Baluk P, Morikawa S, McLean JW, Thurston G, Roberge S, Jain RK, McDonald DM: **Openings between defective endothelial cells explain tumor vessel leakiness**. *Am J Pathol* 2000, **156**(4):1363-1380.

20. Rafii S: **Circulating endothelial precursors: mystery, reality, and promise**. *J Clin Invest* 2000, **105**(1):17-19.

21. Bergers G, Benjamin LE: **Tumorigenesis and the angiogenic switch**. *Nat Rev Cancer* 2003, **3**(6):401-410.

22. Carmeliet P, Jain RK: **Angiogenesis in cancer and other diseases**. *Nature* 2000, **407**(6801):249-257.

23. Hirschi KK, D'Amore PA: **Pericytes in the microvasculature**. *Cardiovasc Res* 1996, **32**(4):687-698.

24. Hall AP: **Review of the pericyte during angiogenesis and its role in cancer and diabetic retinopathy**. *Toxicol Pathol* 2006, **34**(6):763-775.
25. Gaengel K, Genove G, Armulik A, Betsholtz C: **Endothelial-mural cell signaling in vascular development and angiogenesis**. *Arterioscler Thromb Vasc Biol* 2009, **29**(5):630-638.
26. Bergers G, Song S: **The role of pericytes in blood-vessel formation and maintenance**. *Neuro Oncol* 2005, **7**(4):452-464.
27. Armulik A, Abramsson A, Betsholtz C: **Endothelial/pericyte interactions**. *Circ Res* 2005, **97**(6):512-523.
28. Hamzah J, Jugold M, Kiessling F, Rigby P, Manzur M, Marti HH, Rabie T, Kaden S, Grone HJ, Hammerling GJ et al: **Vascular normalization in Rgs5-deficient tumours promotes immune destruction**. *Nature* 2008, **453**(7193):410-414.
29. Berger M, Bergers G, Arnold B, Hammerling GJ, Ganss R: **Regulator of G-protein signaling-5 induction in pericytes coincides with active vessel remodeling during neovascularization**. *Blood* 2005, **105**(3):1094-1101.
30. Orlidge A, D'Amore PA: **Inhibition of capillary endothelial cell growth by pericytes and smooth muscle cells**. *J Cell Biol* 1987, **105**(3):1455-1462.
31. Sato Y, Rifkin DB: **Inhibition of endothelial cell movement by pericytes and smooth muscle cells: activation of a latent transforming growth factor-beta 1-like molecule by plasmin during co-culture**. *J Cell Biol* 1989, **109**(1):309-315.
32. Foubert P, Matrone G, Souttou B, Lere-Dean C, Barateau V, Plouet J, Le Ricousse-Roussanne S, Levy BI, Silvestre JS, Tobelem G: **Coadministration of endothelial and smooth muscle progenitor cells enhances the efficiency of proangiogenic cell-based therapy**. *Circ Res* 2008, **103**(7):751-760.
33. Bonkowski D, Katyshev V, Balabanov RD, Borisov A, Dore-Duffy P: **The CNS microvascular pericyte: pericyte-astrocyte crosstalk in the regulation of tissue survival**. *Fluids Barriers CNS* 2011, **8**(1):8.

34. Ni TG: **The active response of capillaries of frogs, tadpoles, fish, bats, and men to various forms of excitation**. *Amer J Phys* 1922, **62**:282-309.
35. Tilton RG, Kilo C, Williamson JR: **Pericyte-endothelial relationships in cardiac and skeletal muscle capillaries**. *Microvasc Res* 1979, **18**(3):325-335.
36. Balabanov R, Washington R, Wagnerova J, Dore-Duffy P: **CNS microvascular pericytes express macrophage-like function, cell surface integrin alpha M, and macrophage marker ED-2**. *Microvasc Res* 1996, **52**(2):127-142.
37. Sims D, Horne MM, Creighan M, Donald A: **Heterogeneity of pericyte populations in equine skeletal muscle and dermal microvessels: a quantitative study**. *Anat Histol Embryol* 1994, **23**(3):232-238.
38. Williams RF, Myers AL, Sims TL, Ng CY, Nathwani AC, Davidoff AM: **Targeting multiple angiogenic pathways for the treatment of neuroblastoma**. *J Pediatr Surg* 2010, **45**(6):1103-1109.
39. Lejmi E, Leconte L, Pedron-Mazoyer S, Ropert S, Raoul W, Lavalette S, Bouras I, Feron JG, Maitre-Boube M, Assayag F *et al*: **Netrin-4 inhibits angiogenesis via binding to neogenin and recruitment of Unc5B**. *Proc Natl Acad Sci U S A* 2008, **105**(34):12491-12496.
40. Konerding MA, Fait E, Gaumann A: **3D microvascular architecture of pre-cancerous lesions and invasive carcinomas of the colon**. *Br J Cancer* 2001, **84**(10):1354-1362.
41. Vajkoczy P, Ullrich A, Menger MD: **Intravital fluorescence videomicroscopy to study tumor angiogenesis and microcirculation**. *Neoplasia* 2000, **2**(1-2):53-61.
42. Vicaut E: **[principal characteristics of tumor microcirculation revealed by experimental techniques in vivo]**. *Therapie* 2001, **56**(5):483-494.
43. Vicaut E: **[Methods for dynamic studies of microcirculation]**. *Therapie* 1997, **52**(5):429-438.
44. Cosgrove D, Lassau N: **[Assessment of tumour angiogenesis using contrast-enhanced ultrasound]**. *J Radiol* 2009, **90**(1 Pt 2):156-164.

45. Fournier LS, Cuenod CA, Clement O, Siauve N, Frija G: [**Imaging of response to treatment in oncology**]. *J Radiol* 2007, **88**(6):829-843.
46. Chapman JD, Baer K, Lee J: **Characteristics of the metabolism-induced binding of misonidazole to hypoxic mammalian cells.** *Cancer Res* 1983, **43**(4):1523-1528.
47. Bremer C, Ntziachristos V, Weissleder R: **Optical-based molecular imaging: contrast agents and potential medical applications.** *Eur Radiol* 2003, **13**(2):231-243.
48. Faye N, Fournier L, Balvay D, Taillieu F, Cuenod C, Siauve N, Clement O: **Dynamic contrast enhanced optical imaging of capillary leakage.** *Technol Cancer Res Treat* 2011, **10**(1):49-57.
49. Faye N, Fournier L, Balvay D, Thiam R, Orliaguet G, Clement O, Dewachter P: **Macromolecular capillary leakage is involved in the onset of anaphylactic hypotension.** *Anesthesiology* 2012, **117**(5):1072-1079.
50. Wu NZ, Baldwin AL: **Transient venular permeability increase and endothelial gap formation induced by histamine.** *Am J Physiol* 1992, **262**(4 Pt 2):H1238-1247.
51. Simionescu N, Simionescu M, Palade GE: **Open junctions in the endothelium of the postcapillary venules of the diaphragm.** *J Cell Biol* 1978, **79**(1):27-44.
52. Laemmel E, Genet M, Le Goualher G, Perchant A, Le Gargasson JF, Vicaut E: **Fibered confocal fluorescence microscopy (Cell-viZio) facilitates extended imaging in the field of microcirculation. A comparison with intravital microscopy.** *J Vasc Res* 2004, **41**(5):400-411.
53. Dewachter P, Jouan-Hureaux V, Franck P, Menu P, de Talance N, Zannad F, Laxenaire MC, Longrois D, Mertes PM: **Anaphylactic shock: a form of distributive shock without inhibition of oxygen consumption.** *Anesthesiology* 2005, **103**(1):40-49.
54. Dewachter P, Jouan-Hureaux V, Lartaud I, Bello G, de Talance N, Longrois D, Mertes PM: **Comparison of arginine vasopressin, terlipressin, or**

epinephrine to correct hypotension in a model of anaphylactic shock in anesthetized brown Norway rats. *Anesthesiology* 2006, **104**(4):734-741.

55. Dewachter P, Raeth-Fries I, Jouan-Hureaux V, Menu P, Vigneron C, Longrois D, Mertes PM: **A comparison of epinephrine only, arginine vasopressin only, and epinephrine followed by arginine vasopressin on the survival rate in a rat model of anaphylactic shock**. *Anesthesiology* 2007, **106**(5):977-983.

56. Knippels LM, Penninks AH, Smit JJ, Houben GF: **Immune-mediated effects upon oral challenge of ovalbumin-sensitized Brown Norway rats: further characterization of a rat food allergy model**. *Toxicol Appl Pharmacol* 1999, **156**(3):161-169.

57. Hollenberg SM, Guglielmi M, Parrillo JE: **Discordance between microvascular permeability and leukocyte dynamics in septic inducible nitric oxide synthase deficient mice**. *Crit Care* 2007, **11**(6):R125.

58. Kurose I, Miura S, Fukumura D, Tsuchiya M: **Mechanisms of endothelin-induced macromolecular leakage in microvascular beds of rat mesentery**. *Eur J Pharmacol* 1993, **250**(1):85-94.

59. Billotey C, Aspord C, Beuf O, Piaggio E, Gazeau F, Janier MF, Thivolet C: **T-cell homing to the pancreas in autoimmune mouse models of diabetes: in vivo MR imaging**. *Radiology* 2005, **236**(2):579-587.

60. Wu X, Hu J, Zhou L, Mao Y, Yang B, Gao L, Xie R, Xu F, Zhang D, Liu J *et al*: **In vivo tracking of superparamagnetic iron oxide nanoparticle-labeled mesenchymal stem cell tropism to malignant gliomas using magnetic resonance imaging. Laboratory investigation**. *J Neurosurg* 2008, **108**(2):320-329.

61. Le Ricousse-Roussanne S, Barateau V, Contreres JO, Boval B, Kraus-Berthier L, Tobelem G: **Ex vivo differentiated endothelial and smooth muscle cells from human cord blood progenitors home to the angiogenic tumor vasculature**. *Cardiovasc Res* 2004, **62**(1):176-184.

62. Ratering D, Baltes C, Nordmeyer-Massner J, Marek D, Rudin M: **Performance of a 200-MHz cryogenic RF probe designed for MRI and MRS of the murine brain**. *Magn Reson Med* 2008, **59**(6):1440-1447.
63. Anderson SA, Glod J, Arbab AS, Noel M, Ashari P, Fine HA, Frank JA: **Noninvasive MR imaging of magnetically labeled stem cells to directly identify neovasculature in a glioma model**. *Blood* 2005, **105**(1):420-425.
64. Sykova E, Jendelova P: **Magnetic resonance tracking of implanted adult and embryonic stem cells in injured brain and spinal cord**. *Ann N Y Acad Sci* 2005, **1049**:146-160.
65. Hoehn M, Kustermann E, Blunk J, Wiedermann D, Trapp T, Wecker S, Focking M, Arnold H, Hescheler J, Fleischmann BK *et al*: **Monitoring of implanted stem cell migration in vivo: a highly resolved in vivo magnetic resonance imaging investigation of experimental stroke in rat**. *Proc Natl Acad Sci U S A* 2002, **99**(25):16267-16272.
66. Kraitchman DL, Heldman AW, Atalar E, Amado LC, Martin BJ, Pittenger MF, Hare JM, Bulte JW: **In vivo magnetic resonance imaging of mesenchymal stem cells in myocardial infarction**. *Circulation* 2003, **107**(18):2290-2293.
67. Riviere C, Boudghene FP, Gazeau F, Roger J, Pons JN, Laissy JP, Allaire E, Michel JB, Letourneur D, Deux JF: **Iron oxide nanoparticle-labeled rat smooth muscle cells: cardiac MR imaging for cell graft monitoring and quantitation**. *Radiology* 2005, **235**(3):959-967.
68. Wilhelm C, Gazeau F: **Universal cell labelling with anionic magnetic nanoparticles**. *Biomaterials* 2008, **29**(22):3161-3174.
69. Bulte JW: **In vivo MRI cell tracking: clinical studies**. *AJR Am J Roentgenol* 2009, **193**(2):314-325.
70. Wilhelm C, Gazeau F, Bacri JC: **Magnetophoresis and ferromagnetic resonance of magnetically labeled cells**. *Eur Biophys J* 2002, **31**(2):118-125.
71. Smirnov P, Gazeau F, Lewin M, Bacri JC, Siauve N, Vayssettes C, Cuenod CA, Clement O: **In vivo cellular imaging of magnetically labeled**

hybridomas in the spleen with a 1.5-T clinical MRI system. *Magn Reson Med* 2004, **52**(1):73-79.

72. Tomescot A, Leschik J, Bellamy V, Dubois G, Messas E, Bruneval P, Desnos M, Hagege AA, Amit M, Itskovitz J *et al*: **Differentiation in vivo of cardiac committed human embryonic stem cells in postmyocardial infarcted rats**. *Stem Cells* 2007, **25**(9):2200-2205.

73. Hauger O, Frost EE, van Heeswijk R, Deminiere C, Xue R, Delmas Y, Combe C, Moonen CT, Grenier N, Bulte JW: **MR evaluation of the glomerular homing of magnetically labeled mesenchymal stem cells in a rat model of nephropathy**. *Radiology* 2006, **238**(1):200-210.

74. Gasparini G: **Clinical significance of determination of surrogate markers of angiogenesis in breast cancer**. *Crit Rev Oncol Hematol* 2001, **37**(2):97-114.

75. Haddar D, Haacke E, Sehgal V, Delproposto Z, Salamon G, Seror O, Sellier N: **[Susceptibility weighted imaging. Theory and applications]**. *J Radiol* 2004, **85**(11):1901-1908.

76. MacQueen J: **Some Methods for classification and Analysis of Multivariate Observations** *Proc Fifth Berkeley Symp on Math Statist and Prob* 1967, **1**:281-297.

77. Krissian K, Malandain,G., Ayache,N., Vaillant,R., Trousset,Y., Purchase a Epidaure project INRIA, route des Lucioles, Sophia Antipolis, 06902, Francef1 **Model-based detection of tubular structures in 3D images**. *Computer Vision and Image Understanding* 2000, **80**(2):130-171.

78. Faye N, Clement O, Balvay D, Fitoussi V, Pidial L, Sandoval F, Autret G, Silvestre JS, Dean CL, Alison M *et al*: **Multiparametric optical and MR imaging demonstrate inhibition of tumor angiogenesis natural history by mural cell therapy**. *Magn Reson Med* 2013.

79. Taylor: **BOLD MRI of Human Tumor Oxygenation During Carbogen Breathing**. *Journal Magneric Resonance Imaging* 2001, **14**:156-163.

80. Abramovitch: **In Vivo Prediction of Vascular Susceptibility to Vascular Endothelial Growth Factor Withdrawal: Magnetic Resonance Imaging of C6 Rat Glioma in Nude Mice**. *Canc Res* 1999, **59**:5012-5016.
81. Abramovitch R, Dafni H, Smouha E, Benjamin LE, Neeman M: **In vivo prediction of vascular susceptibility to vascular susceptibility endothelial growth factor withdrawal: magnetic resonance imaging of C6 rat glioma in nude mice**. *Cancer Res* 1999, **59**(19):5012-5016.
82. Taylor NJ, Baddeley H, Goodchild KA, Powell ME, Thoumine M, Culver LA, Stirling JJ, Saunders MI, Hoskin PJ, Phillips H *et al*: **BOLD MRI of human tumor oxygenation during carbogen breathing**. *J Magn Reson Imaging* 2001, **14**(2):156-163.
83. Le Bihan D, Breton E, Lallemand D, Grenier P, Cabanis E, Laval-Jeantet M: **MR imaging of intravoxel incoherent motions: application to diffusion and perfusion in neurologic disorders**. *Radiology* 1986, **161**(2):401-407.
84. Padhani AR, Liu G, Koh DM, Chenevert TL, Thoeny HC, Takahara T, Dzik-Jurasz A, Ross BD, Van Cauteren M, Collins D *et al*: **Diffusion-weighted magnetic resonance imaging as a cancer biomarker: consensus and recommendations**. *Neoplasia* 2009, **11**(2):102-125.
85. Luciani A, Vignaud A, Cavet M, Nhieu JT, Mallat A, Ruel L, Laurent A, Deux JF, Brugieres P, Rahmouni A: **Liver cirrhosis: intravoxel incoherent motion MR imaging--pilot study**. *Radiology* 2008, **249**(3):891-899.
86. Callot V, Bennett E, Decking UK, Balaban RS, Wen H: **In vivo study of microcirculation in canine myocardium using the IVIM method**. *Magn Reson Med* 2003, **50**(3):531-540.
87. Patel J, Sigmund EE, Rusinek H, Oei M, Babb JS, Taouli B: **Diagnosis of cirrhosis with intravoxel incoherent motion diffusion MRI and dynamic contrast-enhanced MRI alone and in combination: preliminary experience**. *J Magn Reson Imaging* 2010, **31**(3):589-600.

88. Evensen L, Micklem DR, Blois A, Berge SV, Aarsaether N, Littlewood-Evans A, Wood J, Lorens JB: **Mural cell associated VEGF is required for organotypic vessel formation**. *PLoS One* 2009, **4**(6):e5798.
89. McCarty MF, Somcio RJ, Stoeltzing O, Wey J, Fan F, Liu W, Bucana C, Ellis LM: **Overexpression of PDGF-BB decreases colorectal and pancreatic cancer growth by increasing tumor pericyte content**. *J Clin Invest* 2007, **117**(8):2114-2122.
90. Brem S, Cotran R, Folkman J: **Tumor angiogenesis: a quantitative method for histologic grading**. *J Natl Cancer Inst* 1972, **48**(2):347-356.
91. Padhani AR, Krohn KA, Lewis JS, Alber M: **Imaging oxygenation of human tumours**. *Eur Radiol* 2007, **17**(4):861-872.
92. McPhail LD, Robinson SP: **Intrinsic susceptibility MR imaging of chemically induced rat mammary tumors: relationship to histologic assessment of hypoxia and fibrosis**. *Radiology* 2010, **254**(1):110-118.
93. Padhani A: **Science to practice: what does MR oxygenation imaging tell us about human breast cancer hypoxia?** *Radiology* 2010, **254**(1):1-3.
94. Wu: **In vivo tracking of superparamagnetic iron oxide nanoparticle–labeled mesenchymal stem cell tropism to malignant gliomas using magnetic resonance imaging**. *J Neurosurg* 2008, **108**:320-329.
95. Kinnaird T, Stabile E, Burnett MS, Lee CW, Barr S, Fuchs S, Epstein SE: **Marrow-derived stromal cells express genes encoding a broad spectrum of arteriogenic cytokines and promote in vitro and in vivo arteriogenesis through paracrine mechanisms**. *Circ Res* 2004, **94**(5):678-685.
96. Kinnaird T, Stabile E, Burnett MS, Shou M, Lee CW, Barr S, Fuchs S, Epstein SE: **Local delivery of marrow-derived stromal cells augments collateral perfusion through paracrine mechanisms**. *Circulation* 2004, **109**(12):1543-1549.
97. Martin L, Holcombe C, Green B, Leinster SJ, Winstanley J: **Is a histological section representative of whole tumour vascularity in breast cancer?** *Br J Cancer* 1997, **76**(1):40-43.

98. Schoell WM, Pieber D, Reich O, Lahousen M, Janicek M, Guecer F, Winter R: **Tumor angiogenesis as a prognostic factor in ovarian carcinoma: quantification of endothelial immunoreactivity by image analysis**. *Cancer* 1997, **80**(12):2257-2262.

99. Vermeulen PB, Gasparini G, Fox SB, Colpaert C, Marson LP, Gion M, Belien JA, de Waal RM, Van Marck E, Magnani E *et al*: **Second international consensus on the methodology and criteria of evaluation of angiogenesis quantification in solid human tumours**. *Eur J Cancer* 2002, **38**(12):1564-1579.

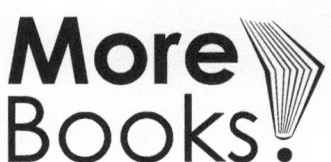

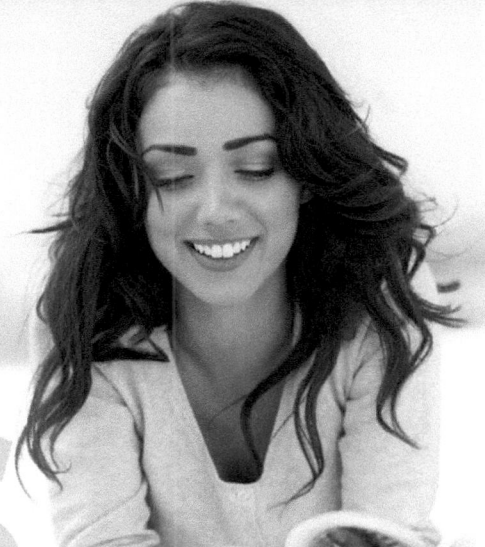

Oui, je veux morebooks!

i want morebooks!

Buy your books fast and straightforward online - at one of world's fastest growing online book stores! Environmentally sound due to Print-on-Demand technologies.

Buy your books online at

www.get-morebooks.com

Achetez vos livres en ligne, vite et bien, sur l'une des librairies en ligne les plus performantes au monde!
En protégeant nos ressources et notre environnement grâce à l'impression à la demande.

La librairie en ligne pour acheter plus vite

www.morebooks.fr

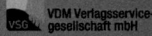

VDM Verlagsservicegesellschaft mbH
Heinrich-Böcking-Str. 6-8   Telefon: +49 681 3720 174   info@vdm-vsg.de
D - 66121 Saarbrücken   Telefax: +49 681 3720 1749   www.vdm-vsg.de

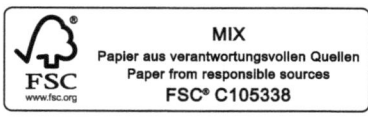

Printed by Books on Demand GmbH, Norderstedt / Germany